Sophrologie

Se découvrir, se conquérir et se libérer

Catherine Biehn

Sophrologie

Se découvrir, se conquérir et se libérer

L'Harmattan

5-7, rue de l'Ecole-Polytechnique, 75005 Paris

http://www.editions-harmattan.fr

ISBN : 978-2-343-11186-5
EAN : 9782343111865

à Michel

« La vie n’est réelle que lorsque je suis »
G.I Gurdjieff

« Devenir ce que l’on est »
F. Nietzsche

« Il ne s’agit pas d’atteindre la perfection, mais la totalité »
Carl Gustav Jung

Avant-propos

Je dois ce livre et mon bonheur actuel à une profonde dépression. Il y a une vingtaine d'années, je me suis retrouvée plongée dans cet état particulier de faiblesse qui transforme la conscience ordinaire en conscience pathologique, laissant apparaître la vie sous un aspect désespérant, vide, comme le miroir du néant qui m'habitait. J'y étais à ce point engloutie que je m'y sentais presque bien, sans besoin d'aide, ou incapable d'en rechercher. J'ai dû mon salut à une rencontre providentielle avec une sophrothérapeute, Alexandrine Galli. Ce jour-là, dès la première séance, commença ma reconstruction. J'étais alors incapable de parler et sa méthode ne l'imposait pas. Ce travail thérapeutique agissait directement sur le non-conscient grâce à des visualisations, travail fondé sur les principes et techniques de la sophrologie. Dès la fin de la première année de consultations, j'étais sortie de mon état dépressif sans l'aide d'aucun médicament. Je me sentais en train de me reconstruire. Une année de plus et j'avais retrouvé une structure, une verticalité, une place, une joie de vivre, la sensation d'exister, l'appétit et la curiosité. Ce travail m'a tellement apporté et m'a ouvert tant de portes que j'ai décidé d'en savoir davantage et de devenir moi-même sophrologue. Cette reconstruction m'apparut magique tellement elle a provoqué de changements positifs dans ma vie. Elle me fut douce, tant elle respectait mon rythme. Je la trouvai merveilleuse puisqu'elle me rendait un sentiment de bonheur que j'avais perdu. J'ai éprouvé le besoin impératif d'étudier cette méthode afin de pouvoir à mon tour aider les autres autour de moi.

J'ai étudié la sophrologie Caycédienne à Aix-en-Provence avec Yves Lambert, puis en Andorre avec le Professeur Alfonso Caycedo. Ce que j'avais appris et expérimenté m'aurait sans doute alors permis de prendre la responsabilité d'autrui, mais je ne me sentais pas encore prête. Là se poursuivirent des années de « travail » sur moi, de recherche et d'études, notamment de psychologie et de psychothérapie. Puis je rencontrai Marc Bériault au Canada, qui avait élaboré une méthode de connaissance de soi, méthode qui avait une évidente parenté avec la sophrologie bien que les termes employés soient différents. En revanche la philosophie comme la pratique en étaient très proches dans ce qu'elles abordaient l'être humain dans son unité et toutes ses dimensions et que le lien avec le corps était omniprésent. Ces différentes expériences m'ont considérablement enrichie. Elles m'ont permis d'affiner et de prolonger mon travail de sophrologue, d'aller toujours plus loin sur le chemin de la connaissance. Il y a une quinzaine d'années, j'ai ouvert mon cabinet de sophrothérapie à L'Isle-sur-la-Sorgue. Depuis huit ans, j'ai transféré mon cabinet à Fès au Maroc, puis j'y ai ouvert en 2011 une école de sophrologie, afin de transmettre mon expérience et mon expertise. Ce livre en est précisément le résultat.

Introduction

La sophrologie est encore trop souvent réduite à une relaxation permettant de gérer le stress, un accessoire de week-end bien-être–détox, entre yoga et taï chi. Sophrologie, yoga et taï chi méritent beaucoup mieux que ça. La Sophrologie est une méthode qui permet un réel enrichissement personnel, et qui propose un accompagnement menant vers l'harmonie et l'unité de l'être.

La sophrologie est une science fondée par le Pr Caycedo, neuropsychiatre, dans les années 60. Sa pratique régulière permet de se découvrir, de se conquérir et de se transformer. Mais c'est avant tout une philosophie : accepter les choses telles qu'elles sont. Cette pratique élargit la conscience. Elle amène à mettre en lumière ses capacités et ses potentiels et à les manifester dans son quotidien. Cela conduit à une transformation intérieure qui permet de cheminer de façon juste vers qui l'on est. Nous sommes ce que nous sommes, mais nous ne sommes conscients que d'une toute petite partie de ce que nous sommes. Il s'agit donc tout au long de ce chemin de mettre en lumière et en conscience de plus en plus de parties de soi non encore éclairées, pas encore conscientes.

Nous le savons tous, nous vivons des temps de transformations radicales à l'échelle de la planète. Ces dernières dizaines d'années, la plupart des structures collectives, politiques, sociales, familiales, religieuses se sont disloquées partout, certaines par excès de rigidité, d'autres par la rencontre brutale avec d'autres civilisations, par le développement fulgurant des médias, d'internet et des réseaux sociaux, et par la vertigineuse rapidité des changements. Le résultat est un effondrement des repères, des codes, des idéologies, des valeurs, des modes d'emploi comportementaux qui permettaient jusque là aux sociétés de fonctionner. Ainsi les femmes tentent-elles de trouver tant bien que mal leurs droits et leur nouvelle place, même dans les sociétés les plus traditionnellement patriarcales, tandis que les hommes perdent leurs repères et leurs certitudes. Le sens du sacré est confisqué par les extrémistes de tous poils. Les symboles sont récupérés par le marketing et trouvent une redoutable efficacité commerciale. L'amour se désincarne, devient virtuel et se localise sur les écrans des télévisions et de l'internet, favorisant ainsi la généralisation des comportements égotiques. L'éducation vise davantage à conditionner l'enfant pour répondre aux exigences du marché qu'à révéler et épanouir sa personnalité. Jusqu'à la réalité de la mort qui nous est cachée, se réduisant à un spectacle, souvent extrême, dans les fictions cinématographiques comme à la une des JT, tandis que nos proches meurent à l'hôpital, isolés dans les salles de réanimation. Le monde évolue de plus en plus vite, créant une déstabilisation de nos bases. Les progrès technologiques et scientifiques sont vertigineux. Les valeurs tant économiques que morales se succèdent : tout est très vite périmé, obsolète et soldé. La conscience a du mal à suivre le rythme. Nous sommes emportés dans un tourbillon qui nous éloigne de nous-mêmes, de notre axe, de notre bon sens. Et les seules perspectives dont nous disposons ne nous sont données que par des prophètes de malheur : « nous allons droit dans le mur », entendons-nous partout : crise économique loin d'être terminée, surpeuplement, dérèglement du climat et fonte des banquises, agonie des mers et des océans du globe, disparition des forêts et des espèces qui les habitaient, appauvrissement dramatique des sols, malbouffe industrielle qui génère cancers, diabète, obésité et autres maladies de civilisation… Les priorités semblent être figées dans une seule et unique attitude : faire de l'argent et ainsi acquérir du pouvoir pour acheter le monde. La preuve est déjà faite du sacrifice de populations entières pour plus de matières premières, plus de parts de marché de ventes de produits industriels - comme ces graines que l'on stérilise pour en vendre de nouvelles chaque année.

En plus de ces lourds nuages qui barrent l'horizon, il faut gérer son parcours personnel, sa féminité, sa virilité, son couple, l'éducation de ses enfants, sa santé, et aussi son épanouissement professionnel dans un marché de l'emploi pour le moins précaire et pressurisant, ses relations familiales et sociales, son image qui implique de faire étalage de ses avoirs, et de paraître éternellement jeune, mince et performant…. Tout cela au milieu d'insidieuses pollutions psychiques de tous ordres, matraquage publicitaire, discours politiques, etc.

Nos ancêtres vivaient de certitudes et de croyances qui les rassuraient plusieurs siècles durant. Ces certitudes étaient bien sûr, pour certaines, illusoires et tombaient au fur et à mesure des découvertes scientifiques. Aujourd'hui les bouleversements de la connaissance sont quotidiens. Même si nous n'arrivons pas à les intégrer rapidement ou que nous leur résistons - comme à la physique quantique, née il y a une centaine d'années, qui reste une niche et qui n'est toujours pas ou si peu intégrée à une nouvelle conception du monde – ces constants changements du savoir nous enthousiasment en même temps qu'ils nous déstabilisent en ébranlant notre confort et notre confiance. Quelle est la constante ? En quoi pouvons-nous croire encore ? Comment faire face à l'imprévisible ? Comment demeurer calme et serein devant un avenir plus que jamais incertain ?

La vie étant fluidité, si le flux s'arrête et quelles qu'en soient les raisons, il est inévitable que les barrages cèdent lorsque la pression devient trop forte. Mais le problème est qu'aucun autre système collectif n'a été installé à la place de l'ancien. En attendant qu'une nouvelle base se construise, il faut avancer dans des sables mouvants et trouver tant bien que mal une façon de s'en sortir. Mais il ne s'agit pas pour autant de tomber dans les illusions présentées par ceux qui tentent de tirer profit de ce trouble, comme les prédateurs économiques, les extrémismes ou les sectes qui rassurent puisqu'à nouveau ils proposent un modus vivendi offrant le confort de n'avoir plus à réfléchir ni à choisir. Heureusement, on voit émerger ici, là et partout dans le monde, quantité de belles initiatives privées, comme des villages auto-suffisants, de nouveaux modèles de production ou d'agriculture, des systèmes de commerce équitable, etc. qui autorisent l'espoir et la confiance.

Tant qu'aucune autre structure collective et saine ne sera installée, quel choix avons-nous ? Il me semble que, soit nous ne faisons rien et devenons des robots biologiques esclaves d'un système ou d'un autre, soit nous décidons de nous « individuer », de mettre en place notre propre base, stable, saine pour pouvoir nous construire. S'individuer ne signifie pas s'isoler, se marginaliser ou s'exclure. Tout au contraire, cela signifie élargir sa conscience, accroître son pouvoir personnel et ouvrir son cœur. Elargir sa conscience pour sortir des illusions et des conditionnements, augmenter son pouvoir personnel d'agir sa vie, d'être capable de poser les actes que notre conscience nous dicte, et ouvrir son cœur, faire le lien avec l'autre, avec la nature, la planète, avec l'univers, avec tout ce qui nous entoure. Si le constat du monde semble actuellement lourd ou sombre ou inquiétant, cela ne doit pas nous paralyser, mais au contraire être un moteur pour nous stimuler à nous transformer. Ainsi pourrons-nous construire, chacun y participant individuellement, une nouvelle base collective qui portera la future civilisation.

C'est un long voyage en plusieurs étapes, qui part de là où nous sommes, où que ce soit, quel que soit le lieu ou l'état, pour aller vers la découverte de nous-mêmes. Pour être plus précise et pour schématiser, je propose trois étapes ou des séries de trois étapes au cours de ce voyage, qui concernent ce que j'appelle la tête, le corps et le cœur, ou formulé autrement la conscience, le pouvoir et l'amour. C'est un cycle, souvent dans cet ordre : tête/conscience, corps/pouvoir, cœur/amour. Selon les périodes de la vie, l'ordre peut changer. Dans la jeunesse, on fait ce que l'on peut, c'est le « corps » qui nous anime inconsciemment ; dans une deuxième phase, c'est souvent la « tête » qui décide ; et enfin, c'est le « cœur » qui enclenche des transformations. Quel que soit l'élément déclencheur, l'évolution est harmonieuse si les trois parties évoluent.

L'aventure commence souvent le jour où un événement imprévu élargit notre conscience. Ce peut être un instant d'illumination comme celui que relate Jean-Yves Leloup lorsque son regard croise le regard d'une baleine. Ou encore la rencontre d'une personne qui déclenchera chez nous une nouvelle vision. Souvent c'est la révélation brutale que quelque chose ne va pas dans notre vie, comme un accident, un malaise, une maladie, un échec…, un événement qui rompt le train-train régulier d'une vie pas réellement épanouie, pas réellement choisie, plutôt inconsciemment subie. C'est le déclic. Parfois ce déclic est violent car vital. Avant ce déclic, nous traversions la vie sans spécialement nous en rendre compte. Petit enfant, nous apprenons, nous découvrons, nous éprouvons, nous nous construisons physiquement, intellectuellement, socialement, affectivement, émotionnellement, psychiquement peu à peu en fonction de l'éducation que nous recevons, de notre environnement, et surtout de notre vécu. Cette construction n'est pas toujours en accord avec notre être profond. Lorsqu'il y a alors dysharmonie intérieure, un malaise apparaît, puis un mal-être. Le corps envoie des signaux que la plupart du temps nous n'écoutons pas, par ignorance (personne ne nous a appris) ou par refus si cela nous dérange. Ces signaux deviennent de plus en plus forts jusqu'à ce qu'ils soient entendus. Là, c'est la prise de conscience.

Ainsi, après cette découverte, il devient possible de considérer la situation sous un jour nouveau, c'est-à-dire accepter de regarder la réalité de l'état, du conflit, du blocage, de l'addiction, de la mauvaise habitude, des échecs répétés, des souffrances, ou de tout autre problème. Cela passe par ce que j'appelle symboliquement la « tête », qui est l'outil pour appréhender, analyser et comprendre les déséquilibres de la situation, et donc les mettre en évidence afin de pouvoir commencer à réparer. Ensuite, la prise de conscience s'élargit aux éléments de notre environnement, société, éducation, culture, religion, politique, pour mettre en lumière les conditionnements et formatages qui agissent sur nous. Se déconditionner signifie constater si nos pensées et nos comportements sont en adéquation avec nos valeurs profondes. Ex : Il n'y a pas si longtemps, on pensait que nous avions au début de notre vie un capital de quelques milliards de neurones dans le cerveau, lesquels allaient se détruire progressivement et inexorablement en avançant en âge, nous amenant ainsi vers une vieillesse où nos fonctions cérébrales ne pouvaient que se dégrader. Cette seule croyance a conditionné quantité d'entre nous à accepter passivement et incontournablement la sénilité. Cette fausse croyance a été balayée par les expériences du Pr Davidson qui a démontré la neuro-plasticité du cerveau, c'est-à-dire sa capacité à changer, sa capacité à fabriquer de nouveaux neurones tout au long de notre vie en fonction de nos activités.

Puis la prise de conscience peut encore s'élargir aux éléments du passé, héritage historique, social, culturel, spirituel, religieux, transgénéalogique,... Cela permettra une introspection plus en profondeur, de nouveaux déconditionnements et une réparation des blessures anciennes. L'abandon des conditionnements et la réparation des blessures nous libèrent. C'est la phase la plus thérapeutique, celle où l'aide d'un thérapeute est la plus utile. C'est la phase au cours de laquelle nous quittons notre état de victime.

La deuxième étape, après la prise de conscience, consiste à tout mettre en œuvre pour remédier à ces disfonctionnements, à ces dysharmonies, c'est-à-dire acquérir ou récupérer le « pouvoir personnel » nécessaire aux changements. Dès qu'un acte est posé concrètement, il y a récupération de son pouvoir personnel. Cela passe par le « corps », par l'énergie du corps libérée, récupérée, réorientée pour nous permettre d'opérer un vrai changement concret dans notre vie. Le terme « pouvoir personnel » ici signifie capacité à passer à l'acte, pouvoir d'agir sa vie, capacité à faire exister une partie de soi dans la réalité, pouvoir que l'on trouve au plus profond de soi. Il faut différencier ce « pouvoir d'être » des différentes acceptions que le mot pouvoir rencontre aujourd'hui dans la langue française, comme le pouvoir sur les autres, hommes de pouvoir, avoir du pouvoir, pouvoir politique ;

ou encore dans l'expression « pouvoir d'achat », l'illusion que consommer, acheter, posséder confère un quelconque pouvoir. C'est du « pouvoir d'être » dont il est question dans ce livre bien entendu. C'est en passant à l'acte, en vivant les expériences que nous nous révélons à nous-même, que nous existons davantage, et que nous allons vers notre être. Une des difficultés majeures, lorsqu'on a pris conscience de la cause d'un ou de plusieurs problèmes, qu'on a mis en lumière, compris et analysé les schémas de vie, les fonctionnements qui nous ont mené à une impasse, établi quels sont les liens avec ce qu'on vit concrètement, cette difficulté est de poser un acte, d'oser concrètement le changement. Or c'est ce changement concret dans notre vie qui nous guérit et nous libère. Et c'est le pouvoir personnel qui permet d'effectuer ce changement, de dire « je peux », de devenir sujet et autonome.

Malheureusement notre environnement (famille, éducation, religion, culture, société, etc...) nous conditionne à ne pas prendre notre pouvoir personnel, et le chemin pour le récupérer est donc parfois bien ardu. Pourquoi préfère-t-on souffrir en étant porté qu'être heureux en décidant tous les matins ? C'est le pouvoir personnel retrouvé qui nous permet de retourner cette situation. Cette phase rend responsable de soi, de sa vie, autorise et nécessite de prendre des décisions, de faire des choix, c'est-à-dire de renoncer à certaines habitudes, et d'agir concrètement. Chaque déconditionnement, chaque croyance illusoire abandonnée nous permet de contacter notre désir, libère notre énergie et stimule le passage à l'acte.

La troisième étape concerne le « cœur » ou l'« amour ». La traversée des deux premières phases a permis entre autres de se débarrasser de vieilles mémoires, d'abandonner de vieux schémas, de ne plus avoir besoin de contrôler sa vie ni de plaquer des projections rigides dans l'avenir. Ce « ménage » a créé un espace ouvert qui permet d'accueillir tous les possibles, tous les cadeaux de la vie. En général, en raison de nos peurs et de nos habitudes, nous avons tendance à projeter du négatif (cela va mal se passer, je ne réussirai pas...), donc en créant et en acceptant ce vide, nous prenons seulement le risque d'être heureux, d'être en harmonie avec le flux de la vie. Cela génère la compassion, cette ouverture à l'autre, au monde, à l'univers, et l'évidence d'être l'élément d'un tout. L'ouverture du cœur ou l'amour est le lien d'humanité entre la conscience et le pouvoir qui permet l'harmonie du développement de l'homme comme faisant un avec l'univers. La conscience s'élargit, devient altruiste, et au fur et à mesure qu'elle s'élargit, on prend conscience de soi. Le pouvoir personnel s'intègre, s'épanouit. L'homme rayonne et son rayonnement rejaillit sur son entourage et le nourrit. L'homme grandit. C'est dans le développement harmonieux de la conscience, du pouvoir et du cœur, dans leur fusion dans un tout, que nous cheminerons vers ce que nous sommes.

Chacune de ces étapes est également importante et il y aurait déséquilibre et même danger à en oublier une. À titre d'exemple, le développement de la conscience sans le pouvoir et sans l'amour mènerait au cynisme ou au sentiment d'impuissance. L'ouverture du cœur sans la conscience conduirait vers l'illusion - ne dit-on pas que « l'enfer est pavé de bonnes intentions ». Le développement de la compassion et de la conscience sans le pouvoir inclinerait au désespoir. L'amour sans le pouvoir pousserait à fuir. Et le développement de l'altruisme et du pouvoir sans la conscience peut fabriquer des dictateurs. La conscience sans pouvoir nous met dans la position de l'autruche enfouissant sa tête dans le sable pour ne pas voir et ne pas entendre. Quant à la conscience sans amour, elle est source d'angoisse profonde….

Dit de cette manière, ce cheminement, cette démarche semble assez simple. J'ai présenté un cycle d'évolution dans le temps, selon l'ordre : conscience, pouvoir, cœur. C'est certainement le plus courant. Il ne s'applique pas (ou alors très exceptionnellement) de manière totale, unique et radicale, mais au contraire, ce sont de multiples schémas qui se mettent en place pour chaque acte de la vie, un geste du quotidien, parfois même de toutes petites choses triviales qui un jour donnent naissance à une prise de conscience, et c'est alors que le processus démarre. C'est un processus en spirale, une première prise de conscience enclenche une première récupération d'un élément de son pouvoir personnel, qui lui-même permet au cœur de s'ouvrir ; cet aspect réglé, une deuxième prise de conscience de ce qui était caché auparavant par le problème précédent, apparaît, générant un acte, etc. Si je reprends l'exemple de la découverte de la neuro-plasticité du cerveau : cette découverte est le déclic qui évacue l'ancienne croyance que les neurones ne se renouvellent pas et fait prendre conscience que le cerveau peut se conserver, se développer et se régénérer ; cela permet donc de passer du statut de victime à celui de responsable. On peut alors déployer son pouvoir personnel pour choisir de quoi on va nourrir son cerveau. Quand certains vont se contenter de pratiquer une gymnastique de type sudoku, d'autres vont se lancer dans de nouvelles études, d'autres encore vont s'investir dans l'aide humanitaire afin de partager avec les autres.

Au quotidien, chaque individu étant unique, les circonstances de la vie et la maturité de l'individu peuvent écrire une infinité de scénarios. Il faudra donc emprunter encore et encore ce même modèle, pas à pas, autant de fois qu'il sera nécessaire, pour réparer, transformer, transmuter. Ces réparations, transformations, transmutations concernent aussi bien d'infimes détails triviaux comme les aspects les plus fondamentaux de la vie.

Le schéma théorique que je viens d'énoncer définit des principes de fonctionnement qui peuvent être déplacés ou dépassés dans la pratique par la réalité de la complexité de l'homme. Il s'agit bien sûr d'écouter cette réalité et de considérer ces principes comme une aide. Il y a un va et vient incessant d'informations transportées par l'énergie entre Tête, Corps et Cœur.

Comment la sophrologie peut-elle intervenir dans ce cheminement ? Comment la pratique régulière de la sophrologie peut-elle être le support, le guide qui accompagne ? C'est ce que je veux expliquer dans ce livre.

On parle beaucoup de sophrologie à propos de gestion du stress, pour trouver de nouvelles ressources en soi-même et pour améliorer sa qualité de vie, pour vivre infiniment mieux le quotidien, pour apaiser ses émotions en prenant une distance par rapport aux évènements, pour améliorer sa concentration, pour enrichir sa relation aux autres et la communication, pour développer sa créativité. L'extraordinaire efficacité de la méthode n'est plus à démontrer. Elle trouve son utilité dans de nombreux domaines personnels : la thérapie, la prophylaxie (prévention des maladies), l'accouchement, les apprentissages… ; mais aussi professionnels : dans les entreprises, dans l'univers médical, paramédical, dans les hôpitaux, dans le sport de haut niveau, dans les écoles, ….

Mais plus encore il m'apparaît que la sophrologie est un parfait instrument de notre transformation intérieure.

La pratique de la sophrologie permet d'aller à la recherche des potentiels positifs qui sont enfouis en nous, parasités par nos mémoires ou bloqués par la multitude de messages négatifs que nous recevons quotidiennement. Elle autorise à se découvrir, à mettre en évidence nos conditionnements et formatages, à faire émerger et à manifester nos capacités. Elle conduit à se « retourner » vers soi afin d'opérer la métamorphose, à se préparer tel un sportif qui s'entraîne pour une compétition, à retrouver une harmonie, une confiance, une paix et une force intérieures, à cultiver cet état de solidité, de force calme, à aller chercher au fond de soi toutes ses capacités, à se dégager des conditionnements pour laisser son « être » exister et se renforcer. Tout cela permet de vivre, en acceptant la réalité au plus près de ce qu'elle est, avec une vision confiante du lendemain. La pratique de la sophrologie fait aussi aller plus loin, jusqu'à découvrir ses propres valeurs existentielles, et donc vivre en accord avec son « être essentiel », son Soi supérieur, son âme ou son esprit, comme on voudra le nommer.

Des études sur le bonheur montrent que le manque d'attention vers notre monde intérieur et nos valeurs génère un sentiment d'insatisfaction, puis de frustration, jusqu'au vide existentiel et tout un éventail de maladies telles que l'anxiété, la dépression, l'insomnie et autres troubles psychosomatiques. La réponse la plus fréquente de la médecine à ces troubles est de prescrire des antidépresseurs qui n'ont d'autre efficacité que de cacher ce vide. Vide masqué, mais pas comblé.

Vous l'avez compris, la sophrologie est un entraînement vivant. Ce livre se veut tout aussi vivant. Il est issu d'une pratique régulière qui s'appuie néanmoins sur un socle très construit, cohérent et intelligent, la sophrologie. Je donnerai donc une base succincte d'informations théoriques et techniques pour que l'on comprenne le fonctionnement ainsi que les effets produits par la pratique de la sophrologie et l'efficacité de la sophrothérapie. Pour autant, je ne donne pas ici de recettes toutes faites. Chaque personne est unique, chaque intention est personnelle. La méthode doit être adaptée et elle est adaptable. L'idéal est donc de rencontrer le bon guide, le bon sophrologue qui pourra l'accompagner dans son cheminement. Ce que je peux dire dès maintenant, c'est qu'au fil d'une pratique régulière de la sophrologie, nous nous découvrons et prenons conscience progressivement de qui et de ce que nous sommes, cela nous donne les moyens de nous guérir ; nous nous conquérons et donc nous accédons à notre pouvoir personnel, cela nous permet de choisir, de décider et de passer à l'acte, de nous libérer ; nous nous transformons en accédant à nos valeurs profondes et à l'amour, et nous allons progressivement vers l'unité, l'harmonie entre notre tête qui pense, notre corps qui sent et agit et notre cœur qui ressent et aime. Peu à peu nous renforçons en nous la vitalité, la bonne santé, le sentiment de bonheur vital et de joie de vivre. La sophrologie nous conduit sur un très beau chemin.

Il m'est apparu que tout au long de ce livre j'énumère des listes de conditionnements, d'obstacles, de solutions, etc. Ce sont bien sûr des listes non exhaustives. L'idée est plutôt de montrer la complexité des différents aspects que peuvent prendre les problèmes comme leurs solutions, de soulever des coins du voile, afin que certains éléments résonnent en vous, amènent une lumière, une prise de conscience, ou l'évidence d'un acte à poser.

Les techniques proposées ne sont que des techniques et ne doivent en aucune façon devenir un but. Je ne propose que celles que je pratique. Il y en a bien sûr de nombreuses autres. Chacun a le choix des techniques qui lui semblent le mieux lui correspondre et de ce fait être les plus efficaces, les mieux adaptées à sa quête. Chaque être est unique et cette unicité mérite le plus grand respect.

Chapitre I

SOPHROLOGIE, UNE TRES JEUNE DISCIPLINE

1 – Historique

Un rapide historique de la sophrologie nous amène tout d'abord à rendre hommage au Professeur Alfonso Caycedo, neuropsychiatre colombien né en 1932. Il a créé cette discipline et en a inventé le nom à partir de trois mots grecs : *Sos* qui signifie exempt de maladie, équilibre, harmonie ; *phren* qui veut dire esprit, dans le sens de conscience ; et enfin *logos*, que l'on traduit généralement par traité, science. La sophrologie serait donc le traité de l'harmonie de l'esprit, ou la science de la conscience en harmonie, qu'il oppose à schizophrénie : *schi,* rupture, *sos*, harmonie, *phren*, esprit.

Vers la fin des années 50, A. Caycedo qui est alors un jeune interne, intègre le service du Pr Lopez Ibor à l'hôpital psychiatrique de Madrid. Il se trouve en charge de pratiquer les électrochocs et de provoquer les comas produits par l'insuline, qui étaient les seules thérapies pratiquées à l'époque. À l'évidence, ces traitements produisaient une modification ou une altération de la conscience des malades. Il eut ainsi l'intuition que les maladies mentales étaient fondamentalement des altérations pathologiques de la conscience. Or la conscience était alors lettre morte dans les services de psychiatrie. Tout cela déclencha sa recherche, avec l'idée qu'il existait différents états de conscience et que ceux-ci pouvaient être plus ou moins pathologiques. Il existait donc sûrement aussi une conscience en harmonie : si la conscience pouvait s'inscrire dans une pathologie, à l'inverse elle pouvait peu à peu s'enraciner dans un contexte heureux et positif. Confronté à la violence des procédés thérapeutiques alors en vigueur, il commença à chercher des solutions plus douces et s'initia à l'hypnose clinique. Mais cette méthode ne le satisfit pas : la réputation de l'hypnose à cette époque sentait quelque peu le souffre, tout le monde n'y était pas réceptif, le patient était sous la dépendance du thérapeute et n'était donc pas dans la conscience de ce qu'il vivait. Caycedo se démarqua alors de l'hypnose, pour se rapprocher de méthodes de relaxation comme le *training autogène* de Schultz qui servira de modèle à la « sophronisation de base » dans les premiers temps de la sophrologie ou la *relaxation progressive* de Jacobson. Il créa ainsi en 1960 la Sophrologie pour étudier la conscience humaine et les moyens d'en faire varier les états et les niveaux.

Caycedo est alors attiré par la phénoménologie telle que le philosophe et mathématicien allemand Edmund Hüsserl (1859-1938) la définit. Rappelons que la phénoménologie est "la science de ce qui apparaît à la conscience" ; c'est l'étude descriptive d'un groupe de phénomènes tels qu'ils apparaissent dans l'expérience qu'on en a, sans référence à quelque réalité dont ils seraient la manifestation. En 1963-64, A. Caycedo l'étudie avec le Professeur Ludwig Binswanger, célèbre psychiatre phénoménologue suisse, initiateur de l'Analyse Existentielle. La petite histoire raconte qu'au cours d'un séjour chez ce dernier, Caycedo est tombé « par hasard » sur un livre qui trainait sur un guéridon du salon, appartenant à l'épouse du Pr Binswanger et intitulé Yoga ; en le feuilletant, il lut des mots comme « pleine conscience », « autres états de conscience »... très exactement son sujet de recherche ! Bientôt Binswanger encourage Caycedo à se rendre en Orient pour poursuivre ses travaux. « Les orientaux connaissent la conscience, les occidentaux l'imaginent » dit Binswanger. Il lui suggère, plutôt que de continuer à travailler sur les consciences malades des patients de l'hôpital, d'étudier et d'expérimenter la supra conscience avec des maîtres indiens et le Yoga Royal (Raja Yoga) de Swami Anandanand, le Yoga intégral de Sri Aurobindo, puis avec des maîtres tibétains et le Tummo, méditation bouddhique, et enfin auprès de maîtres japonais et le zen. Ce voyage qui devait durer six mois, se prolongea de 1965 à 1968. Il est intéressant de remarquer que Caycedo est en cela dans l'exacte mouvance de son temps qui conduisit tant de jeunes occidentaux sur les routes de l'Inde et de l'Orient, de Pier Paolo Pasolini jusqu'aux Beatles, tous en quête d'un autre état de conscience qu'ils tentèrent d'obtenir par la fréquentation des Ashrams, la méditation, la musique ou les drogues. Quant à Caycedo, il en conçoit une méthodologie, basée sur la phénoménologie existentielle et inspirée du yoga, du zen et du bouddhisme, dont le but est la conquête d'un nouvel état de conscience qu'il appelle « conscience sophronique ». Il élabore alors un ensemble de pratiques, d'exercices et de techniques adaptés au monde occidental.

La rencontre avec Binswanger a été décisive pour deux raisons. D'une part, à la phénoménologie Caycedo emprunte la démarche d'aller aux choses elles-mêmes, avec les notions d'intentionnalité et de retour au phénomène, de la suspension de tout jugement lors de l'analyse (« épochè », garder un regard vierge, "comme si c'était la première fois") et de la mise entre parenthèses du phénomène pour en dévoiler l'essentiel. Il adopte la maxime de Husserl : “aller aux choses mêmes”. D’autre part, de son expérience en Orient, il rapporte les techniques et exercices pratiqués dans le yoga, la méditation bouddhique et le zen et il élabore ainsi les trois premiers degrés de sa méthode qu’il appelle « relaxation dynamique ». Le premier degré est inspiré du yoga de l’Inde : il implique de se tourner vers l’intérieur du corps, les sensations corporelles, la respiration, les mouvements ou activations de certaines parties du corps pour mieux le sentir, d’activer la pleine conscience, prendre conscience de son schéma corporel interne, forme, mesure, tonus musculaire, verticalité ; c’est une phase de concentration. Le deuxième degré découle de la méditation bouddhique : il concerne l’esprit et la perception, l’image de soi, les sensations extéroceptives, le corps limité et la conscience illimitée, le but étant de construire son schéma corporel externe, se percevoir, se représenter, cela développe la conscience de l’esprit ; c’est une phase contemplative. Le troisième degré est issu du zen : dans une posture spécifique ou dans une marche méditative, il s’agit de prendre conscience des interactions corps-esprit pour aller vers l’intégrité de l’être, c’est une phase de méditation. Un peu plus tard, le quatrième degré unifiera les trois premiers et proposera la confrontation de la conscience individuelle avec la conscience universelle, rencontre entre soi et le monde, première exploration de la dimension existentielle. Progressivement A. Caycedo mettra en place les actuels 12 degrés qui forment la structure de la méthode. Les quatre premiers degrés constituent la base, le cycle fondamental ou réductif (dans le sens de la réduction phénoménologique de Husserl) ; puis trois décennies plus tard, les quatre degrés suivants allaient former le cycle radical (recherche des racines, retour aux sources), et les quatre derniers, le cycle existentiel (recherche de nos valeurs existentielles). De degré en degré, nous percevons l'énergie présente en nous et nous contactons des dimensions de plus en plus grandes de nous-même. Notre conscience s'élargit, elle n'a pas de limite. À partir de cette base, Caycedo ne cessera de développer sa méthode, la rendant plus rigoureuse, plus précise, plus élaborée, l'élargissant du monde médical au monde social, et menant à une perception plus vaste de la conscience, dans le respect, la responsabilité et la dignité de l'être humain.

En 1988, le Pr Caycedo s'installe en Andorre et crée la Fondation Alfonso Caycedo où il transmet son enseignement. Il déposera légalement la marque « Sophrologie caycédienne R» pour protéger sa méthode. En 1992 nait l'Université internationale de Sophrologie qui deviendra l'Académie Internationale de Sophrologie Caycédienne R. Dans le même temps, la sophrologie s'étend, trouve sa place dans des secteurs de plus en plus divers, dans tous les services de l'hôpital tant du côté des soignants que des malades, dans les maternités, dans l'entreprise, dans le monde sportif, l'éducation, l'analyse et la thérapie, etc. et, tout en respectant le fondement et l'éthique de la méthode originale, elle évolue en fonction des disciplines et de la personnalité des praticiens. Pour être vivante, la sophrologie, si elle doit tout au Pr Caycedo, ne peut que s'affranchir peu à peu du carcan « caycédien ». Cela dit la sophrologie ne doit surtout pas devenir une auberge espagnole, et le respect des fondements élaborés par le Pr Caycedo est essentiel afin d'éviter les dérives, comme certaines « formations en six mois » par internet ou en quelques stages.

Dès 1977, lors de sa déclaration de Recife, le Pr Caycedo abordera ce qu'il appelle la « maladie de masse ». « La Sophrologie a pris pleinement conscience du fait que l'humanité a commencé à vivre la plus grande crise de son histoire, puisque les « Valeurs de l'Homme » se trouvent attaquées au niveau biologique, mettant en péril le développement de notre civilisation. Les graves altérations dont souffre l'humanité peuvent être considérées comme une « maladie de masse » dont les symptômes se manifestent dans tous les groupes humains, sans distinction de pays, de races ou de religions. La cause de ce grave processus réside dans le fait que l'être humain de notre temps, manque de structures appropriées pour faire face à une réalité qu'il vit pour la première fois de son histoire : la civilisation dite de consommation ou civilisation de masse, qui précipite l'individu dans un monde où sont exclus tous ressentis et altère ses valeurs au niveau biologique ».

En 2001, il mettra en évidence que cette maladie de masse, au fur et à mesure qu'elle attaque les valeurs de l'homme à tous les niveaux, personnel, familial, professionnel, social, génèrent des anti-valeurs et progressivement les légitimise. On assiste par exemple au fait qu'écraser l'autre pour réussir, devient « normal » (étude réalisée auprès des jeunes aux Etats-Unis). En réaction, il amplifiera donc le travail sur les valeurs, afin de les renforcer positivement.

2 - Définitions

La définition que donne Alfonso Caycedo de la sophrologie s'est modifiée depuis sa création et continue de le faire au rythme de l'évolution de la méthode. À l'origine, la sophrologie était définie comme une « nouvelle science pour l'étude de la conscience humaine, partant de nouveaux concepts phénoménologiques, qui recherche ses structures et possibilités, ainsi que ses modifications produites par des méthodes chimiques, physiques et psychiques pour son emploi en médecine ». Cette première étape concernait exclusivement le domaine médical. La plus récente définition en est « la science de la conscience et des valeurs de l'existence transcendantale de l'être ». « La sophrologie propose l'étude scientifique de la conscience humaine, elle consiste à la fois en la pratique d'une philosophie et d'une discipline existentielle, elle applique une thérapeutique et une méthode d'entraînement de la personnalité ».

La sophrologie propose la pratique d'une philosophie humaniste universaliste et une discipline existentielle. Son but est de fortifier l'homme pour qu'il puisse traverser son existence, en harmonie avec lui-même et avec l'univers. L'entraînement doit mener l'homme à la découverte de ses valeurs existentielles et à une intégration dans la société, tout en conservant son indépendance et son individualité. La sophrologie ne pense pas que l'existence humaine soit un drame, ni une fatalité. Elle cherche à révéler ce qu'il y a de positif en soi pour activer et consolider les structures positives de l'être. Les exercices et techniques mènent à la recherche des potentiels énergétiques sous jacents non encore exploités de manière à les manifester dans le quotidien.

En Sophrologie l'être humain est toujours considéré comme une entité corps-esprit, unique et libre, digne et pleinement responsable de son existence. L'homme est appréhendé dans sa globalité, sans séparation entre le corps et l'esprit.

Pour le Professeur Antonio Damasio, neuroscientifique, « notre esprit n'est pas séparé de notre corps, parce que la base de toute conscience est d'abord une cartographie du corps. Si nous sommes conscients, si nous pensons, si nous nous souvenons, c'est par notre corps et par sa cartographie ». Toutes nos mémoires sont inscrites dans notre corps.

La sophrologie sert à découvrir et à développer nos potentiels et nos capacités et nous donne les moyens de les exploiter. Elle est une philosophie, pas uniquement une sagesse au sens des anciens philosophes, ni une sorte de sérénité fataliste ou d'un art de vivre, mais quelque chose de beaucoup plus profond, une descente dans l'être à la découverte de ce qui est, ouvrant à une dimension plus vaste de soi et en révélant les contenus.

La sophrologie va bien au-delà d'une simple relaxation, même si chaque séance commence par une relaxation. Elle se démarque de l'hypnose car l'hypnotisé est objet alors que le « sophronisant » - je dis bien sophronisant et non sophronisé - reste sujet et doit rester maître de lui-même. L'hypnotiseur suggère, le sophrologue propose. Ce n'est pas non plus une méthode orientale de libération, ni de la parapsychologie, ni de la psychiatrie, ni de la médecine psychosomatique.

Si la sophrologie n'a pas pour but premier la thérapie, elle a très souvent d'excellents effets thérapeutiques. La sophrothérapie ne s'oriente pas directement vers l'affrontement et l'élimination des symptômes, mais d'abord vers le renforcement des forces positives de la personne ; cette activation du positif crée une détente du corps et de l'esprit, puis un changement de regard qui permet le cheminement thérapeutique. Alors le patient se sent suffisamment rassuré pour se libérer des traumatismes et il est prêt à panser ses blessures. La sophrologie est une avancée progressive vers une nouvelle forme d'existence, elle augmente le rapport de soi à soi.

Lorsque dans une conversation on me demande de définir la sophrologie en quelques mots, je suis toujours un peu embarrassée : les définitions comme la précédente, me semblent trop intellectuelles et abstraites pour donner une image pleine de ce qu'est la sophrologie et de ses résultats ; l'exprimer sous forme d'exercices et de techniques est trop réducteur et ne laisse pas supposer la richesse de ce qui la sous-tend ; en donner les résultats est inspirant mais n'en définit rien ; dire ce que la sophrologie n'est pas permet d'éviter des confusions, mais ne nous avance pas davantage.

Comme nous le voyons, nombreuses sont les approches de la sophrologie et riches sont les possibles. Encore une fois, l'approche va dépendre du besoin du patient, de son état, et bien sûr de la qualité du sophrologue.

3 - Les « essentiels » de la sophrologie

La sophrologie est avant tout une pratique, et une pratique régulière. Lorsque des élèves s'inscrivent à l'école de sophrologie et me demandent quels livres ils peuvent lire, je leurs réponds : aucun, ne lisez pas maintenant, vivez vos pratiques, expérimentez, et plus tard, vers la fin des deux années de formation, je vous proposerai une bibliographie. En effet trop d'explications nuisent à l'expérience. Elles induisent des a priori qui mettent des barrières, des filtres. Il devient alors beaucoup plus difficile de vivre son expérience avec un regard vierge. Cela dit, je vais néanmoins présenter ici les éléments de base et principes qui fondent la sophrologie.

a) Les principes

Le principe d'action positive : Le but est de renforcer en nous le positif, de le dynamiser. Pour cela, dans une présence attentive et en adoptant une attitude de témoin, il s'agit d'accueillir notre vécu, notre ressenti, de constater alors les éléments négatifs afin de les évacuer (sauf dans une démarche thérapeutique, mais nous y reviendrons) et de laisser émerger le positif afin d'intensifier sa présence. En fin de séance, la présence en soi des trois sentiments de confiance, d'harmonie et d'espoir est généralement renforcée.

Le principe est que toute action positive sur une partie de la conscience se répercute positivement sur la totalité de l'être. Toute action susceptible de développer une des capacités de la conscience favorise le développement d'autres capacités de la conscience. La moindre de nos actions positives, pensée, geste ou acte, se répercute à tous les niveaux, du plus biologique au plus spirituel. Précisons que le positif est ce qui est constructif et structurant pour l'être, même s'il n'est pas toujours agréable.

Le principe du schéma corporel comme réalité vécue : le schéma corporel est la sensation que l'on a de son corps et la représentation que l'on s'en fait. Il s'agit de prendre conscience de son corps, de son territoire, de créer (ou rétablir) notre connexion au corps, aux sensations corporelles, d'être conscient de sa respiration, d'habiter et de vivre son corps en bonne santé et en harmonie. Ce n'est pas chose facile à une époque où l'intellect est privilégié au détriment du corps. Nous l'écoutons de moins en moins, excepté lorsque nous sentons des douleurs suffisamment fortes.

Au cours de chaque séance, nous nous relions à notre corps, nous le sentons, c'est notre réalité vécue. Il ne s'agit pas de l'imaginer, mais bien d'accueillir nos sensations telles qu'elles sont. Cela nécessite de sortir de l'idée que l'on a de son corps ou de celui que l'on rêverait d'avoir, pour accepter ce qui est, sans a priori et sans jugement. Petite parenthèse pour signaler qu'en état sophronique, il est possible que la détente du corps révèle et libère certaines tensions présentes au quotidien dont nous n'avions pas pour autant conscience. Celles-ci se manifestent pendant quelques instants par des douleurs. Ce phénomène est plus fréquent lors des premières séances. Il suffit de les constater et de les écarter afin de se focaliser sur les sensations positives.

Au fil des pratiques, nos sensations s'affinent, nous les percevons davantage et avec plus d'acuité : la détente musculaire, la respiration, le rythme cardiaque, la température, l'équilibre, la verticalité, la pesanteur.... Le Pr Caycedo parle du schéma corporel comme étant "le sentiment du corps". Le schéma corporel peut être appréhendé sous son aspect spatial grâce à nos sensations, c'est la dimension physiologique, et sous l'aspect de l'image que nous avons de notre corps, c'est une dimension psychoaffective.

Le principe de la réalité objective consiste à accepter de voir les choses comme elles sont, à mettre de côté (ou entre parenthèses) les jugements, les préjugés, les attentes, les a priori, les comparaisons, les conditionnements, les interprétations et les analyses. C'est l'attitude phénoménologique. Nous nous préparons à vivre chaque séance « comme si c'était la première fois », de manière à ne pas nous mettre de barrières et à rester ouvert à tout ce qui peut arriver C'est ce que j'appelle « garder la virginité du regard ». Face à une situation donnée, chacun aura un vécu différent et personnel. Par exemple, si plusieurs personnes doivent parler publiquement devant une assemblée, chaque intervenant éprouvera ses propres sensations, sentiments, émotions. Ce que nous éprouvons est notre réalité.

Nous pouvons ajouter à ces trois principes un quatrième, je dirai plutôt une qualité de la méthode, l'adaptabilité. En effet, si les protocoles, les exercices, les techniques et les postures sont précisément décrits, chaque séance s'adapte à l'état du sophronisant, à l'objectif visé, au moment de la journée (ou de la nuit), au lieu où l'on pratique, etc.. Ainsi, la séance peut-elle durer plus ou moins longtemps, la posture, assise, debout ou allongée, peut-elle être choisie en tenant compte de l'état physique et psychique du patient, comme de l'objectif recherché. Cette qualité d'adaptabilité donne au sophrologue une effective marge de manoeuvre, dans le respect des principes de base. Tout comme un étudiant aux Beaux-Arts n'est pas un peintre en sortant de l'école, néanmoins sa connaissance et l'intégration des outils, des techniques et des matériaux du peintre vont lui permettre d'exprimer sa créativité.

b) Les lois

La sophrologie est régie selon deux lois :

La loi de la « vivance phronique », vivre consciemment la séance, c'est-à-dire « l'acte de conscience qui se réalise pendant la sophronisation, grâce à une action spécifique qui active les structures du moi, leur permettant d'apparaître et d'être vécues ». C'est la rencontre du corps et de l'esprit.

La loi de la « répétition vivantielle », pour augmenter la relaxation afin qu'ait lieu le processus menant à découvrir, conquérir, puis transformer les structures de la conscience.

Plus on pratique, plus on est sensible à ses sensations, plus on se découvre en profondeur et plus on intègre. C'est la répétition de la pratique qui permet d'approfondir la découverte et la connaissance de soi, comme un pianiste va inlassablement rejouer une partition.

Le processus : découverte - conquête - transformation est conduit par l'entraînement sophrologique. C'est un entraînement transcendantal de l'être. Chaque être humain a son propre rythme et son cheminement est personnel.

« Lorsque nous faisons une chose pour la première fois, cela intéresse le moi ; lorsque nous répétons cette même chose des dizaines de fois, cela l'ennuie ; si nous la refaisons des milliers de fois, cela le transforme… Lorsque le geste est intégré, il est nécessaire d'y mettre de la conscience, de vivre pleinement l'instant présent, pour que se produise un réel enrichissement et progressivement un dévoilement de la conscience. Il s'agit de vivre ce geste comme si c'était la 1ère fois (...) L'habituation va permettre de ne plus être fasciné par la nouveauté, elle va permettre de nous libérer de l'exécution (...) pour vivre pleinement les sensations, pour porter un regard neuf sur ce que nous sommes en train de vivre (...) Alors l'habituation (...) transforme. (...) De plus, l'entraînement régulier permet d'exercer sa volonté. Décider de se donner du temps est déjà un pas sur le chemin de la réalisation de soi. Et dans ce moment de liberté que l'on s'accorde, la conscience peut s'ouvrir, s'élargir. » (Bernard Santerre, cité par Pascal Gautier).

c) Les moyens

L'alliance sophronique. Celle-ci précise la relation spéciale qui existe entre le sophrologue et le sophronisant.

"Pendant l'alliance sophronique, le sophrologue renonce au caractère directeur, impératif et se limite à l'enseignement des méthodes et procédés sophroniques que le patient ou élève réalisera suivant sa propre initiative" (Caycedo, 1972). Cette relation de "personne à personne", d'adulte à adulte, se réalise grâce à un climat de confiance réciproque et d'échanges avec le sophrologue. En psychanalyse ou en psychothérapie, la relation se crée sur le modèle d'une relation de Maître ou Père à enfant régressant, pour rechercher les résistances et les blocages, ... En analyse transactionnelle, Carl Rogers met en évidence en chaque individu le schéma parents, enfants, adultes ou neutres, et les relations qui en découlent. En Sophrologie, le sophrologue, en investissant son « adulte » (maturité physique, psychique, émotionnelle,...) sollicite l'adulte chez le sophronisant et permet à celui-ci de trouver en lui les potentiels, les capacités et les trésors qu'il va extraire et intégrer consciemment. Le sophrologue n'est donc qu'un "passeur" qui se doit d'être le plus juste possible et conscient de ses limites... c'est-à-dire, d'être dans sa réalité objective. Être dans sa réalité objective pour le sophrologue consiste à percevoir l'état de sa propre conscience, ses limites, à ressentir l'état de conscience du patient et s'y adapter de façon juste. Le sophrologue doit être dans l'empathie, cette faculté intuitive de se mettre à la place de l'autre, de percevoir et ressentir ses sensations ; c'est cette capacité qui lui permettra de choisir les bonnes techniques au juste moment. Son objectif est de favoriser l'autonomie du patient, de le rendre acteur et responsable de sa propre vie. À la différence de l'analyste, il travaille sur la personne et non sur le problème, cherchant davantage à ce que le sophronisant expérimente lui-même et se transforme plutôt qu'à ce qu'il comprenne son problème. Le problème se résoudra alors de lui-même, et la compréhension suivra (ou non). Par exemple, une personne incapable de parler en public, après un temps de travail en sophrologie, constatera qu'elle a réussi à prendre la parole sans stress, démonstration de l'efficacité du travail qu'elle a fait, quand bien même elle est incapable d'analyser ni d'expliquer ce qui s'est réellement passé en elle.

En sophrothérapie, il peut néanmoins se produire, comme en analyse, des processus de transfert et de contre-transfert dont le sophrologue doit être conscient.

Dans cette optique, le terpnos logos, c'est-à-dire la parole et comment elle est exprimée, est déterminant. Platon, dans son dialogue entre Socrate et Charmyde, parle du terpnos logos comme d'une parole douce, monotone et monocorde, agissant sur le *Thymos* et provoquant l'état *sôphrosyné*, état de calme, de concentration et de sagesse, produit par de belles ou magiques paroles. Pour Caycedo, il est « la façon verbale basée un ton harmonieux avec lequel le sophrologue dirige la sophronisation ». Il s'agit d'une voix qui sans être trop affective, doit induire la confiance, le relâchement, l'apaisement, le bien-être et l'adhésion dans un rythme régulier et sans inflexion trop prononcée. La voix sert de guide, d'accompagnement. Si la voix varie trop, le processus n'est pas possible, donc le sophrologue parle d'une voix calme, plutôt neutre, même s'il y a risque de s'endormir - la voix est juste lorsque le sophrologue est lui-même dans un état de paix intérieure. Cela dit, le terpnos logos s'adapte à l'état du patient ou de l'élève ; dans les débuts des pratiques, il informe et explique davantage, il peut orienter en intégrant des silences et en utilisant des mots-clés, ou éventuellement persuader (orientation verbale plus forte pour une visée à caractère thérapeutique ou pédagogique) selon les besoins. Au fil des séances, il deviendra plus discret et laissera des temps de silence plus longs. De même si le sophrologue sent par exemple que son patient ou élève s'endort, il peut légèrement modifier sa voix afin de le « ramener » au niveau de concentration souhaité. Il peut agir aussi sur le rythme respiratoire : l'expiration endort, l'inspiration réveille. L'idée est d'aider le sophronisant à rester au niveau sophro-liminal, là où le phénomène jaillit, et de lui laisser la totale liberté des informations sur la connaissance de soi. Le terpnos logos agit à la fois au niveau conscient puisque les facultés de raisonnement du sophronisant ne sont pas complètement débrayées, et au niveau du subconscient : la parole agit sur chacune des modalités de la conscience, sur les contenus par le sens des mots, des phrases qui vont induire des pensées, des images, des sensations ou des souvenirs, sur les états de conscience par le sens et l'expression, l'émotion, et sur les niveaux de conscience puisque le terpnos logos est monocorde et répétitif. Cela génère une inhibition du cortex cérébral – lieu des pensées et de la réflexion - et libère le cerveau limbique - lieu de l'affectivité, des mémoires. L'homme moderne en a particulièrement besoin : submergé qu'il est par l'information extérieure, il ne s'accorde plus le temps nécessaire aux rythmes individuels et ne perçoit plus l'appel de ses besoins instinctifs.

Pour conclure, le pouvoir de la parole est tel qu'il oblige le sophrologue à être pleinement conscient de ce qu'il dit et de comment il le dit, dans une authentique responsabilité éthique puisque, il ne me semble pas inutile de le répéter ici, il s'agit de laisser au sophronisant toute liberté d'exploration de son être, sans manipulation.

La respiration est à la tête du processus sophrologique : Découverte – Conquête - Transformation. En respirant consciemment, nous découvrons qu'il est possible de respirer autrement, donc d'agir pour sa santé ; de mieux gérer des situations : apaiser, dynamiser, réguler le sommeil, l'humeur... Observer sa respiration, c'est regarder ses émotions, donc apprendre à se connaître. Autre avantage très important, la respiration consciente permet de se détourner de la pensée, des « ruminations » du mental, de se recentrer et d'améliorer sa concentration.

Savoir respirer, du point de vue du corps, c'est :
- savoir contrôler ses muscles respiratoires : savoir contracter et relâcher séparément chacun des muscles respiratoires,
- savoir utiliser au maximum la capacité thoracique (les trois étages de la respiration : la partie supérieure près des clavicules, la partie médiane jusqu'aux côtes, le niveau inférieur près du plexus solaire),
- savoir inspirer soit en laissant le ventre se gonfler, soit en le laissant « rentrer » ; savoir expirer en laissant l'air sortir tout seul des poumons (expiration passive) et savoir expirer en poussant l'air dehors (expiration active) ; savoir expirer doucement ou vigoureusement, etc.
- savoir respirer, c'est aussi sentir l'influence de la posture sur la respiration : sentir les différences qu'il y a entre la position debout, assise appuyé à un dossier, assise redressée, ou couchée – du point de vue ventilatoire. C'est ensuite savoir choisir ou corriger sa posture pour favoriser une « bonne respiration ».
- savoir respirer, c'est aussi savoir « ouvrir les canaux » : ouvrir les narines, dégager le nez, ouvrir la gorge, ouvrir la glotte.

Savoir respirer, du point de vue psychologique, c'est :
- savoir ressentir les interactions entre la respiration et les émotions,

- savoir sentir à chaque instant quel est le niveau de la respiration (son amplitude, sa fréquence…) et dans quel espace pulmonaire on respire, comment on respire et savoir apporter les corrections nécessaires afin que ne s'installe pas le plus petit début de malaise.
- savoir respirer, c'est avoir à chaque instant une respiration parfaitement adaptée à la situation présente, tant du point de vue physiologique qu'émotionnel.
- savoir respirer, c'est savoir utiliser sa respiration pour obtenir certains bénéfices émotionnels et mentaux tels que la détente, le calme, la paix intérieure, la concentration, etc.

Autrement dit, il s'agit d'avoir pleinement conscience de sa respiration, de ce qu'elle est, de comment elle fonctionne et de quelles conséquences elle provoque.

La posture : la méthode se pratique dans différentes postures inspirées de celles de la méditation. Elle mène à la conquête d'une conscience claire, intégrée, éveillée, libre et alerte qui permet de rester toujours responsable et maître de soi.

En réalité, la posture n'est pas l'élément le plus essentiel. En revanche, elle est significative d'un état d'être, d'une intention et/ou d'une motivation. La posture peut s'adapter à l'état physique et moral au moment de la pratique. La méthode préconise plusieurs postures en fonction des exercices pratiques.

La Posture debout, posture du premier degré, recherchant la souplesse et l'équilibre de manière à pouvoir rester debout le temps de la séance, sans tension musculaire et sans effort. Elle permet une conscience de son corps dans sa verticalité, favorise la sensation d'enracinement - idéale pour se positionner, se préparer à avancer dans la vie.

La posture assise, confortablement adossé, la colonne vertébrale droite, sans tension, la tête en équilibre, verticale, les pieds bien posés au sol - est préconisée pour tous les temps d'intégration suivant une activation, temps d'accueil de ce que l'on vient de vivre et permettant à l'information d'être transmise à tout l'organisme, via le cerveau.

Une autre posture assise est définie par Caycedo comme étant celle où la vigilance est optimale pour atteindre la conscience sophronique ; assis au milieu de la chaise, le dos est bien droit, sans appui, les mains sur les cuisses, pieds bien au sol, jambes pliées avec un angle droit au niveau des genoux, épaules détendues, haut du corps légèrement penché en avant pour faciliter la respiration abdominale. Cette posture de grande réceptivité est adoptée lors des exercices du second degré. Vous pouvez l'essayer lors d'un concert et constater par vous-même comment la musique vous traverse. La posture du troisième degré est davantage inspirée de la méditation zen, assis au bord de la chaise, le bassin basculé vers l'avant pour favoriser l'alignement de la colonne vertébrale, le sommet du crâne tiré vers le haut pour l'étirer, un poing entre le nombril et le pubis et l'autre main posée sur le poing, les coudes et les épaules un peu tirés vers l'arrière, les genoux légèrement écartés, les pieds sous les fesses.

Quelle que soit la posture choisie, l'idée est de s'y installer confortablement.

La posture allongée s'impose parfois, particulièrement pour les personnes alitées ou très fatiguées, et notamment en sophrothérapie, nous en reparlerons dans le chapitre suivant.

Le Pr Caycedo définit cinq zones du corps qu'il appelle « systèmes », avec pour chaque système un point de connexion, nommé « espace d'intégration » ; ce concept facilite la concentration et l'accueil des sensations du système :

- le premier système correspond à la tête, crâne et visage, et l'espace d'intégration se situe au milieu du front ;
- le deuxième système au cou et à la nuque, l'espace d'intégration est à la base du cou, au niveau de la thyroïde ;
- le troisième système aux épaules, aux bras, au thorax et au dos, l'espace d'intégration est situé au milieu du sternum ;
- le quatrième système correspond à l'abdomen, l'espace d'intégration est légèrement au dessus du nombril
- le cinquième système comprend tout le bas du corps, le bas-ventre, les jambes et les pieds, son espace d'intégration est situé quelques centimètres en dessous du nombril
- on nomme « sixième système » la globalité du corps, avec son espace d'intégration au nombril.

Toute activation sur un système particulier est suivie de la prise en compte du corps tout entier.

L'intention **:** quand on pratique la sophrologie, on définit toujours une intention. Cette intention est d'actualité à un moment précis et donc, lorsque le but est atteint, elle peut évoluer. La première motivation peut en déclencher une autre plus profonde, et encore une autre…. On peut pratiquer la sophrologie pour se sentir mieux, moins stressé, plus confiant, pour régler un problème précis comportemental ou relationnel, pour réussir un examen, pour gagner une épreuve sportive, pour vivre mieux une maladie, etc… On peut aussi suivre une sophro-thérapie, et là encore, l'intention est fondamentale. Il y a peu de limites au cheminement en dehors de celles qu'on se met soi-même : on peut se contenter d'un mieux–être et on peut aussi se lancer dans une découverte de ce que l'on est, de qui on est, de cet inconnu que l'on est. L'aventure commence.

d) Le champ d'investigation : la Conscience

Elle est au cœur de la méthode. Elle intègre le psychisme, l'esprit, mais surtout le corps. Pour Sri Aurobindo, « la conscience corporelle devient non seulement un moyen mais l'objectif final. » Pour Caycedo, « le corps, c'est la présentation de la conscience. »

La sophrologie définit la conscience comme une énergie, une force permettant l'intégration de toutes nos expériences. Elle est dynamique, en perpétuelle évolution. Chaque expérience vécue l'enrichit et la développe. Caycedo la définit comme « la force responsable de l'intégration de toutes les structures de l'existence de l'être… Il ne s'agit pas seulement de prendre conscience d'une réalité externe ou interne, il s'agit d'une force de cohésion qui intègre le corps, l'esprit, ainsi que toutes les structures responsables de l'existence de l'être humain ».

Dans sa recherche sur la conscience, A. Caycedo définira un état de conscience élargie qu'il appellera « conscience sophronique », un espace propice au dévoilement de la conscience, à la découverte de notre vie intérieure, déchargée de nos conditionnements, automatismes, habitudes, etc. A. Caycedo a élaboré deux théories relatives à la conscience : celle des « états et niveaux de conscience », et la théorie de « l'intégration dynamique de l'être ».

Les états de conscience se répartissent en :

Conscience Naturelle ou Ordinaire correspondant à une vie normale avec les hauts et les bas du quotidien, étudiée par la psychologie.

Conscience Pathologique, état de conscience altéré d'une personne atteinte de troubles psychiques, comme la dépression, les pathologies ou les maladies mentales étudiées par la psychiatrie. Il est concevable, qu'une personne habituellement en état de conscience ordinaire puisse temporairement passer en état de conscience pathologique lorsqu'elle sous le coup d'une émotion très violente, comme la colère ou l'angoisse, et revenir en état de conscience naturelle sitôt l'émotion calmée. Si l'on y plonge trop souvent, on s'y enfonce peu à peu et on finit par y demeurer quand nos structures psychiques sont altérées ;

Conscience Sophronique qui apporte l'harmonie avec soi-même, les autres et le monde. Elle développe notre faculté d'adaptation, nos mécanismes internes et notre sérénité face aux évènements ; notre équilibre physiologique et psychologique. C'est l'état de conscience vers lequel on tend quand on pratique la sophrologie. Chaque séance nous amène dans l'état de conscience sophronique. Plus nous pratiquons, plus nous créons une voie ou connexion vers cet état de conscience élargie et plus nous nous y installons. Le but est de passer de plus en plus souvent dans l'état de conscience sophronique pour s'y installer le plus longtemps possible, voire définitivement, pour renforcer ses structures psychiques et être de plus en plus en harmonie, créatif, en équilibre, libre…

Les niveaux de conscience sont déterminés en fonction du degré de vigilance. Ils s'échelonnent du coma jusqu'au niveau d'hyper-vigilance. En sophrologie, nous recherchons, un niveau légèrement au-dessus de la limite du passage de l'éveil au sommeil, vers le bord du sommeil, où se situe le « niveau sophro-liminal » (NSL), un espace dans lequel nous sommes détendus, où nous pouvons provisoirement mettre de côté le mental, et où nous gardons une parfaite conscience de ce qui se passe en nous, de ce que nous vivons ici et maintenant, un état de vigilance où nous pouvons accueillir toutes nos sensations corporelles, ainsi que tous les sentiments présents. C'est à ce niveau que se vivent les pratiques. C'est le niveau de conscience vigile.

Caycedo affinera la définition du niveau sophro-liminal en le partageant en trois sous-zones très proches les unes des autres, une couche « supra-liminale » dans laquelle la conscience est un peu plus stimulée, une légère présence du mental, qui s'apparente à l'état de méditation zen avec le regard à travers les yeux semi-ouverts, une couche de conscience qu'il nomme « isocay », recherchée pour la pratique de la sophrologie et qui favorise l'équilibre et le renforcement de la conscience ; et une couche « infra-liminale » qui ralentit et inhibe la conscience, zone plus proche du yoga. Ces trois sous-couches sont tellement proches l'une de l'autre qu'il est parfois difficile de rester pendant toute la sophronisation dans la zone intermédiaire idéale.

Cela dit, le fait d'être dans la zone de conscience sophronique nous aide à nous libérer de nos représentations, de nos conditionnements, de nos formatages, de nos pensées rationnelles, de nos fantasmes, bref d'enlever les lunettes teintées à travers lesquelles nous avons l'habitude de voir le monde, et d'ainsi nous permettre de découvrir une autre façon d'être au monde, de vivre son quotidien. Les activations, exercices et techniques permettent ce processus de libération et de reconstruction. La conscience est alors éveillée, non sur l'extérieur comme la voix du sophrologue, non sur les représentations mentales, mais bien sur la « vivance phronique », ce que nous vivons, c'est-à-dire la vie en soi.

La « théorie de l'intégration dynamique de l'être » explique comment s'élargit la conscience. Elle tourne autour de la personnalité, sa structure et sa dynamique.

Avant de présenter cette théorie, voici quelques éléments pour permettre de la mieux comprendre. La personnalité peut se définir comme l'ensemble des comportements et des attitudes, etc., qui caractérisent une personne. Elle rend compte de ce qui qualifie l'individu : permanence et continuité des modes d'action et de réaction, originalité et spécificité de sa manière d'être. Parmi nos mécanismes internes, certains sont *innés* : la respiration, la digestion ou le réglage de la température du corps, d'autres sont *acquis* comme le langage et la pensée qui se construit avec le langage, d'autres encore se déroulent de façon *automatique*, sans intervention de la volonté, sans en être particulièrement conscient, comme les attitudes.

Il y a communication entre le corps et l'esprit. Les émotions ont des répercussions sur le corps : la joie provoque un éclat de rire, le bonheur se traduit par un rajeunissement, l'excès de stress par un ulcère à l'estomac, et le malheur soudain peut faire blanchir nos cheveux du jour au lendemain. Certains phénomènes qui se passent la nuit font qu'on se réveille différent de la veille : récupération physique et nerveuse, rêves, résolution de problèmes, maturation des idées,… On constate aussi une maturation de la mémoire, comme si les souvenirs se réorganisaient à l'intérieur même de la mémoire (on en garde certains, on en oublie d'autres). Tout cela fait expérience ; et chaque individu, au fur et à mesure de ses expériences, modifie la façon qu'il a d'être au monde. Les attitudes corporelles changent, les traits physiques changent. Nous avons par ailleurs des capacités que nous utilisons plus ou moins. Tout se passe comme si à un moment donné de notre enfance depuis notre conception, nous avions développé, encouragé certaines de ses capacités en en laissant d'autres à l'état embryonnaire, et ce pour toutes sortes de raisons : valeurs et préjugés du milieu familial, socio-éducatif et culturel, composition de la famille (frères et sœurs, parents), expériences précoces, traumatismes, ambition, paresse, goûts, intérêts, talents,... Chacun a une trajectoire de vie différente de celles des autres : nous sommes uniques. Cela détermine notre personnalité.

Dans sa théorie, le Pr Caycedo définit trois sortes de structures de la conscience en fonction de leur niveau de profondeur. C'est un peu comme s'il décrivait une fosse abyssale de l'océan, avec :

- Dans les sombres profondeurs inconnues et sans limites, les « structures sous-jacentes », difficiles d'accès. Ces structures sont inconscientes. C'est le monde du biologique et du physiologique, inconscient biologique, notre mémoire archaïque. Là se trouve le fait que nous sommes des êtres vivants, de chair et de sang, résultat de millions d'années d'évolution de la vie, des molécules primitives de l'homme en passant par les bactéries, végétaux, poissons, dinosaures, mammifères…
- Plus haut, les « structures latentes », ce sont les choses telles qu'elles sont, le monde des « noumènes », c'est-à-dire de tout ce qui est, mais qui ne se manifeste pas.

C'est la réalité objective. Selon Caycedo, chaque être humain possède toutes les capacités de la conscience, il en dénombre actuellement 34 (cf. liste en Annexe). Ces capacités peuvent, ou non, se développer et se manifester au cours de notre vie en fonction de notre éducation, de notre milieu social, de nos mémoires, etc. C'est le monde des phénomènes latents. Là se trouve le fait que nous sommes des êtres humains, capables de tenir debout, de marcher, d'apprendre à parler, de se reproduire, d'être ému, d'aimer. Là se trouvent aussi les contenus de la conscience, collectifs (inconscient collectif) et individuels.

- Enfin, proche de la surface et plus près de la lumière, les structures présentes, c'est le monde des phénomènes présents, ce qui apparaît à nos sens, les phénomènes tels que nous les percevons ici et maintenant, c'est NOTRE réalité, ce n'est pas LA réalité. C'est tout ce qui agit en nous lorsque nous sommes éveillés, que nous en soyons conscients ou non.

Tout au long de la journée, chaque individu intègre en lui tous les vécus, conscients ou non. La conscience serait donc constituée de minuscules « particules » ayant emmagasiné, engrammé, des informations. À la naissance de l'enfant, Caycedo pense que les structures de la conscience sont sans polarité particulière (encore que… je n'en suis pas si sûre puisque d'une part, l'enfant a passé 9 mois dans le ventre de sa mère, partageant ses émotions, ses vécus… et que d'autre part il a pu hériter de ses ancêtres des vécus qui seraient donc déjà inscrits corporellement dès sa naissance). En tout cas, au fil de la vie et des vécus de l'enfant, les « particules » vont se charger, telles des ions, en positif ou en négatif, ce qui va orienter, colorer, nuancer, perturber la vision des choses.

Ces particules sont dynamiques, elles peuvent s'attirer ou se repousser, et varier selon l'activité et l'état de conscience de chacun : la sophrologie les nomme « valences ».

Chaque étage contient donc des « valences » physiques ou psychiques. Ces valences sont plus ou moins chargées :

- dans les structures présentes, les valences sont chargées positivement (+), ce sont les « valences sophrologiques », ou négativement (-), ou encore de façon neutre (N), c'est-à-dire sans charge affective particulière.
- Dans les structures latentes, on retrouve les trois mêmes valences, positives, négatives et neutres, et des valences muettes (M), c'est-à-dire qui existent mais qui ne sont pas saisissables, ni connaissables par la conscience ordinaire ;
- Dans les structures sous-jacentes ne se trouvent que des valences muettes (M), nées de l'héritage génétique, transgénéalogique, culturel, familial, etc.

La sophrologie intervient en premier lieu au niveau des structures présentes, puis, petit à petit, sur les valences des structures latentes et sous-jacentes pour faire remonter ces valences vers les structures présentes, soit des valences positives qui restent positives, soit des valences neutres ou négatives qui deviennent positives.

Durant la journée, l'individu expérimente le monde et agit en faisant usage des capacités et des contenus de sa conscience. La nuit, pendant le sommeil, ce que nous avons éprouvé pendant le jour descend s'intégrer dans le non-conscient et va modifier la biologie, la mémoire, d'une manière teintée par l'expérience. Nous nous réveillons différents de la veille. Chaque activation en sophrologie engendre ce double mouvement et mène à une transformation de l'être, à un développement de capacités que l'on croyait atrophiées, ou à la découverte de capacités que l'on ignorait posséder (découverte d'un « don » par exemple). Chaque expérience forme, informe, transforme. Et puisqu'en sophrologie, on travaille sur le renforcement du positif, chaque séance nouvelle active ce mouvement.

Nous sommes des entités fluides et transformables. Ce qui va émerger au réveil, ce qui va se manifester, c'est quelque chose de différent de ce qui se manifestait hier.

Lorsque nous fonctionnons inconsciemment, le corps et le cerveau ont néanmoins la capacité de prendre soin de nous, mais sur un mode automatique, où les réponses liées à notre santé et notre bien-être sont livrées à nos habitudes, fussent-elles inadaptées ou désastreuses. Ces réponses se sont mises en place au fur à mesure de ce que nous avons vécu et de comment nous l'avons vécu. Le cerveau a enregistré nos réactions au fil de notre histoire, et renvoie les réponses comportementales inscrites. En revanche, en état de conscience, nous pouvons être présent au moment où nous vivons une situation (exemple, prendre conscience que nous venons d'allumer automatiquement une nième cigarette). Et en état de pleine conscience, nous nous donnons le pouvoir de créer des habitudes plus salutaires (ex : nous interroger sur ce que cette nième cigarette nous apporte, et peut-être l'éteindre ou prendre réellement plaisir à la fumer).

4 – Le fonctionnement ou comment la pratique régulière des exercices, techniques et visualisations apporte de réelles transformations

Au cours de l'entrainement sophrologique, la relaxation amène dans un état de calme intérieur, d'endormissement du mental, propice à l'émergence de phénomènes, d'éléments de connaissance de soi. L'évacuation du négatif permet un nettoyage intérieur qui augmente et favorise encore davantage le processus d'émergence d'éléments qui étaient enfouis, cachés derrière ce négatif. Là, les exercices et techniques choisis vont activer la conscience corporelle et permettre de favoriser l'émergence de capacités ou contenus de la conscience non encore manifestés, découvrir et renforcer les éléments positifs. Par exemple, Matthieu possède toutes les qualités pour devenir un excellent architecte, mais inconsciemment il s'est interdit de le devenir, peut-être parce que c'était le rêve de son père d'être architecte lui-même et qu'il n'a pas pu ou su le réaliser, ou parce que son père désirait qu'il devienne médecin comme lui, ou encore par manque de confiance en soi. La sophrologie va permettre à Matthieu de manifester cette capacité, de faire émerger ce potentiel, de l'actualiser et peut-être de devenir architecte. Enfin la pause méditative laisse le temps au cerveau et au corps d'intégrer les nouvelles données. La séance se termine par la désophronisation, c'est-à-dire la remontée du tonus musculaire afin de continuer sa journée en bonne forme.

La sophrologie comme toute méthode est un moyen, le but reste la recherche de l'harmonie corps-esprit dans notre quotidien. C'est une pratique qui nécessite une régularité, et c'est dans la répétition des séances que peu à peu la connexion à son corps, à son être, se forme et se renforce, et que les contenus se révèlent. Toute pratique, la poterie, la vannerie, l'apprentissage d'une langue ou d'un savoir-faire, la pratique de la méditation, d'un instrument de musique ou d'un sport… ne trouve son perfectionnement que dans la répétition, la sophrologie aussi. Nous héritons d'une civilisation où le mental est développé, l'intellect est glorifié et reconnu, l'ego est roi.

Par ailleurs le corps n'est valorisé qu'à travers les performances sportives ou le paraître, l'apparence. Le corps physique, en tant que lieu de connaissance, à travers nos sensations et nos perceptions, n'est généralement pas pris en compte, même si depuis quelques années on constate un intérêt croissant pour le yoga, la méditation et l'émergence des thérapies psychocorporelles.

Or le corps détient les clés d'une véritable connaissance qu'il est tout à fait capable d'exprimer et à laquelle nous sommes capables d'accéder. Notre corps est détenteur de nos mémoires. Il semble que nos cellules se souviennent de notre histoire, de nos joies, de nos drames et de nos traumatismes tout autant que de l'histoire de nos parents, de nos ancêtres ainsi que de l'inconscient collectif dans lequel nous baignons. Toutes ces informations sont stockées en nous. En nous privant de notre connexion au corps, nous nous coupons de cette connaissance. Nous nous emplissons de savoirs intellectuels, et nous le faisons au détriment de la connaissance de soi, ainsi sommes-nous amputés. La sophrologie permet de rééquilibrer cela. Elle redonne au corps sa juste place en considérant l'homme comme une unité corps-esprit.

Chaque séance est un moment de rencontre avec soi-même, comme si nous rencontrions notre meilleur ami, à qui nous apportions toute notre attention, une attention tendre, bienveillante, dans une attitude d'ouverture, laissant tomber les barrières, pour accueillir simplement ce que nous découvrons, sans jugement, sans faire de comparaison, sans attente particulière, sans volonté d'obtenir un résultat ou de réussir, sans a priori, sans préjugé, sans interprétation, sans chercher à analyser. La sophrologie nous apprend à vivre le moment présent, à y rester, à accueillir ce qui se passe en nous, en tant que témoins de ce que nous ressentons, vivons, éprouvons, et sans que nous nous laissions entraîner par nos pensées. Chaque pratique développe notre sensibilité à nous écouter de plus en plus subtilement, à sentir la présence d'une énergie positive, et nous permet de découvrir nos capacités, nos potentialités, d'accéder à une dimension plus large de notre être, dépassant les limites de notre corps visible et sensible. La pratique régulière a des conséquences positives sur tout notre être, notre santé physique et psychique, notre moral, notre confiance, notre harmonie, notre regard sur nous et sur notre environnement. Et cela va même plus loin, ce qui émerge de nous influe sur les autres, et notre propre évolution va ainsi modifier la qualité de nos relations.

En fait, le processus est très simple, cependant la complexité de l'homme en fait une longue succession de prises de conscience, de déconditionnements et de passages à l'acte, parfois ralenti par des moments de stagnation ou de recul. Nous sommes programmés à concevoir la vie d'une certaine manière, à avoir automatiquement des associations d'idées, d'images qui contrôlent notre pensée et nous imposent une vision particulière d'une situation, occultant les nombreux autres points de vue. Ces conditionnements déterminent nos comportements. Il s'agit donc de retrouver une virginité de regard et la capacité d'élargir notre champ de vision, en un mot, d'élargir notre conscience.

a) Le déroulement d'une séance

Toute séance, qu'elle soit individuelle ou en groupe, débute par un temps de paroles afin d'établir une empathie, de créer l'alliance sophronique, ainsi que de définir « l'intention », l'objectif propre à cette séance-là et donc de choisir la pratique adaptée. Le premier entretien tout particulièrement doit permettre au patient d'exprimer son état et son besoin, et au sophrologue de dire ce qu'il peut faire et ne peut pas faire, de proposer un protocole. Le sophrologue peut alors informer le patient du déroulement de la séance du jour, lui donner les éléments suffisants pour qu'il puisse vivre au mieux cette séance.

Lorsque tout cela est défini, commence la pratique elle-même. Chaque séance débute par une « sophronisation », composée principalement d'une relaxation musculaire consciente. Celle-ci permet d'écarter ou d'endormir le mental, d'éloigner les pensées parasites et donc de s'ouvrir à sa corporalité, à ses sensations, sentiments, à ce que l'on éprouve. Cela amène à une présence consciente à soi-même. C'est cette première étape qui nous permettra de créer la connexion au corps.

Le protocole de sophronisation a évolué au fil du temps, mais il est identique à tous les degrés. Bien sûr il peut s'adapter aux circonstances du moment, au but recherché et à l'état physique et psychique du patient. Néanmoins la proposition la plus courante est de pratiquer la sophronisation de façon dynamique : en posture debout, avec la sensation de la verticalité, de l'enracinement, une lecture du corps avec détente musculaire, et un nettoyage intérieur de tout le négatif qui s'y est déposé. Mais il est aussi possible de s'asseoir ou de s'allonger.

Le sophronisant s'installe donc confortablement et consciemment dans la posture, s'accorde un temps de concentration sur la respiration pour la laisser s'installer dans un rythme plus calme et plus régulier, peut-être plus abdominal, puis d'une relaxation progressive des muscles du corps, en commençant par la tête et en finissant par les orteils. La relaxation amène en « état sophronique », c'est-à-dire dans un état de vigilance situé juste un peu au-dessus de la limite de passage entre l'éveil et le sommeil, un état parfaitement naturel dans lequel nous passons au moins deux fois par jour sans le savoir, lors de notre endormissement et lors de notre réveil, un état dans lequel le sophronisant est détendu, corps et esprit, où il peut provisoirement mettre de côté le mental, tout en gardant une conscience de ce qu'il éprouve, de ce qu'il vit ici et maintenant, un état de vigilance où il peut accueillir toutes ses sensations corporelles, tous ses sentiments présents, les visualisations spontanées. Il se crée ainsi un espace pour que son « corps » puisse s'exprimer. C'est un état qui permet une conversation avec nos structures latentes, avec cette partie de notre conscience le plus souvent inatteignable et inconnue, où sont logés potentiels et capacités, mémoires…

Les sensations sont les éléments de base de la perception du corps. Ce sont elles qui déclenchent des émotions, des sentiments et des comportements. Se concentrer sur ses sensations et sa respiration est le meilleur et plus facile moyen de se connecter à soi-même.

Lorsque le patient est parfaitement détendu et conscient, il s'agit alors pour lui de constater la présence éventuelle d'éléments négatifs. Il est question de les mettre entre parenthèses. Faire sa toilette est une habitude intégrée depuis notre enfance. Cette pratique concerne l'hygiène du corps. Nous pouvons ressentir comme c'est agréable d'être propre et de sentir bon. Cependant la plupart d'entre nous n'avons pas du tout appris à nous nettoyer intérieurement. Pourtant la toilette pourrait purifier au-delà du corps si on y mettait la conscience (C'est tout le sens des ablutions rituelles de l'Islam). Nous avons plutôt appris à ne pas dire, à ne pas ressentir, à garder pour nous nos peines, nos contrariétés, nos peurs, nos blessures, notre culpabilité, tous nos sentiments négatifs, nos idées noires... Et nous ne connaissons généralement aucun moyen, aucune technique pour évacuer ces pollutions intérieures. Si nous laissons toutes ces couches de négatif s'accumuler en nous, elles finissent par couvrir peu à peu les éléments positifs et progressivement par étouffer notre joie de vivre. Le négatif nous envahit. Souvent nous ne voyons pas sa présence. Il est donc nécessaire d'accepter de le reconnaître.

Concrètement, la technique pour évacuer le négatif s'inscrit sur la respiration. Elle consiste à évoquer ce négatif sur le temps de rétention de l'air entre l'inspiration et l'expiration, puis de l'expulser intentionnellement en même temps qu'une expiration forte. Le sophronisant pratique un « nettoyage » intérieur, c'est-à-dire un déplacement de tout élément négatif qui l'encombre et le pollue : les tensions physiques et psychiques, les pensées, sensations et sentiments négatifs. C'est une façon de « préparer le terrain » pour ensuite pouvoir pratiquer une « activation ».

Au niveau sophroliminal, nous savons que toute idée suggérée et acceptée par le cerveau tend à devenir acte et qu'une idée répétée et installée à ce niveau prend corps. Il devient donc évident de renforcer le positif pour l'amplifier et l'inscrire corporellement. Ce niveau de vigilance est vraiment une conquête qui s'acquiert avec l'entrainement.

Après la sophronisation viennent les activations, exercices, techniques, visualisations, tendant à développer ou à stimuler positivement quelques structures ou phénomènes spécifiques.

Dans notre monde intérieur, nous pouvons alors éprouver des sensations telles qu'une sensation de lourdeur ou de légèreté, de chaleur ou de fraîcheur, de la respiration, des battements du cœur, de la circulation du sang ou de l'énergie, de mouvements,... ; nous pouvons aussi y rencontrer des sentiments tels que la confiance en soi, le calme, la sérénité, la réussite, l'harmonie... ; mais aussi des images associées ou dissociées, comme des lieux, des personnes, des objets... ou des images provenant des autres canaux sensoriels, olfactives, auditives, tactiles, gustatives... ; et peut-être aussi des pensées spontanées. Une fois ces informations positives, sensations et sentiments, accueillies et identifiées, un temps de pause va permettre de les laisser s'intégrer et s'inscrire dans tout notre être, corps et esprit.

À chaque fois que nous contactons consciemment nos sens, nous renforçons, améliorons et affinons notre connexion au corps.

La plupart des exercices ou mouvements se font en synchronicité avec la respiration. Cela améliore la présence au corps. Par exemple, l'activation au niveau de la tête consiste à effectuer des mouvements de la tête, de bas en haut, de gauche à droite, puis des petits cercles. Les mouvements se pratiquent sur la rétention d'air, d'où une totale concentration sur ce que l'on éprouve dans la tête pendant le mouvement. Les mouvements s'arrêtent avec l'expiration. En général, il est de coutume d'effectuer trois fois les exercices pour inscrire davantage les sensations positives. Il arrive que, lors d'une activation, une sensation négative paraisse, il est alors recommandé de la constater, puis de la mettre sur le côté pour pouvoir accueillir les sensations positives. Ce sont celles-là dont il s'agit de renforcer la présence. C'est une somatisation positive. « Somatisation » vient du latin « soma » qui veut dire « corps » et désigne la tendance à traduire les problèmes psychologiques en symptômes physiques de manière involontaire. Le plus souvent, les somatisations dont nous avons conscience sont des somatisations négatives, les contrariétés nous empêchent de dormir, le stress provoque de multiples manifestations corporelles comme des palpitations, des ulcères à l'estomac… La sophrologie vise à inscrire des somatisations positives, laisser émerger les sensations et sentiments positifs et les laisser s'intégrer et s'inscrire corporellement, ce qui peut déclencher par exemple la production de sérotonine, dite « l'hormone du bonheur ».

Chaque activation demande une attention de qualité à soi-même, et donc une intention d'orienter son attention. Cet effort d'attention est nécessaire pour être présent, vigilant, disponible. L'attitude se conquiert peu à peu, au fil des pratiques.

Un exemple de visualisation : dans l'état de relaxation, si nous sommes ou imaginons être dans un paysage très agréable : bord de mer, montagne ou autre, nous nous concentrons sur le toucher, les sensations sur la peau, la douceur de la température, variant d'une fraîcheur à une douce chaleur... Nous nous laissons le temps de ressentir.... de découvrir quels endroits du corps sont les plus sensibles... jusqu'à réaliser le processus qui, en nous, permet que les différents tissus de notre corps, notre peau, nos muscles, nos os et nos organes, captent et réagissent aux sensations, puis d'accueillir les sentiments positifs générés par ces sensations agréables.

Ensuite nous portons notre attention sur ce paysage, touts les éléments qui le composent, la mer, la montagne ou la campagne, la forêt ou le désert, la végétation, les couleurs et leur vibration, nous pouvons nous observer dans ce paysage. Puis, en nous offrant le temps nécessaire à l'expérience, nous nous concentrons successivement sur nos autres sens, l'odorat, odeurs de la mer ou de la végétation..., parfums forts ou subtils... sur le goût, sur ce que nous entendons, les chants d'oiseaux, le bruit des vagues arrivant sur la plage ou sur les rochers…

Enfin nous accueillons la présence en nous des sentiments positifs générés par cette visualisation. Nous les ressentons corporellement. Et nous prenons le temps de les laisser s'intégrer en nous.

Ainsi, par exemple, pendant une écoute musicale, ce n'est pas la musique qui est observée, c'est soi en train d'écouter la musique (de même pour un geste, physique ou mental).

La base de la phénoménologie consiste dans l'observation du phénomène tel qu'il apparaît. Nous mettons de côté nos jugements, nos a priori, nos préjugés, nos interprétations… nous abandonnons notre savoir, notre culture, notre rationalisme pour revenir au phénomène lui-même. Pour cela, nous laissons parler notre corporalité.

Je provoque un phénomène, pour cela je l'extériorise. Je visualise le phénomène comme extérieur : qu'est-ce qui a fait que ce phénomène m'apparaisse de cette façon-là ? C'est une partie de mon être qui fait que je le perçois de cette façon-là.

Donc, en retour, cela me renseigne sur quelque chose de moi révélée par la perception du phénomène ; c'est le retour à la chose même, selon la formule de Husserl.

Au fur et à mesure, nous pouvons interpréter ce que cela révèle chez nous (c'est très personnel). À chaque fois il y a dévoilement de différentes facettes de soi. Plus nous pratiquons, plus nous nous découvrons et mieux nous apprenons à nous connaître.

En phénoménologie, notre réalité n'est que la perception que nous avons du phénomène.

Par exemple, si nous trouvons un arbre beau, c'est que nous avons en nous la capacité de le voir beau. Si on dit à un Afghan qu'il est beau, il répond « c'est toi qui as de beaux yeux pour me voir beau ». Ce que l'autre perçoit de moi est un reflet de ce qu'il est ; la réaction que l'autre suscite en moi est une mise en lumière, une prise de conscience d'une facette de ce que je suis.

Le phénomène apparaît de façon indiscutable, inquestionnable, évidente. L'émergence spontanée et puissante d'une sensation ou d'une image est un gage de certitude de ce que nous avons vécu. La base de la phénoménologie est la capture du phénomène quand il apparaît à la conscience. L'attitude consiste simplement à être disponible, ouvert pour accueillir le phénomène, sans jugement, sans attente particulière. La captation du phénomène est chaque fois plus riche. L'attitude à avoir à chaque nouvelle pratique, est surtout de ne pas attendre une répétition de la première expérience, mais au contraire d'être ouvert à toute nouvelle expérience, de la vivre comme si c'était la 1ère fois. C'est ce que j'appelle la « virginité du regard ».

La Vie est l'intégration de forces, de valeurs ; l'intégration se déroule dans le processus, en un mouvement de contemplation passive : le cerveau prend un nouveau programme, à partir du plus petit détail. « C'est cet espace qui au fur et à mesure que nous le vivons de plus en plus comme une réalité consciente, créera le regard nouveau, la conversion du regard et génèrera de nouvelles potentialités ».

Ce qu'on appelle le positif en sophrologie n'a donc pas forcément à voir avec des pensées ou des images agréables ou désagréables. Le positif en sophrologie, c'est ce qui, en lien avec notre vécu, va nous permettre de construire notre nouvelle conscience élargie. Le positif, c'est tout ce qui va rendre possible l'apparition du phénomène.

Le négatif est ce qui par manque ou par négation ne permettra pas au sujet de faire phénomène. Pour Elisabeth Kübler-Ross, la négativité est « tout ce qui bloque le flux de l'énergie et vous empêche de vivre avec amour et harmonie – et donc tout ce qui vous rend malheureux, méchant, stupide, malade…. La négativité de chaque individu… contribue à nourrir un vaste grumeau de négativité générale qui menace le monde. À l'inverse, chaque fois qu'un être devient plus positif quelque part sur la planète, l'humanité court un peu moins de risques de s'autodétruire ». (in La Source noire de Patrice Van Eersel).

Si j'ose la comparaison d'une personne avec ces « camemberts » de statistiques qu'utilisent les économistes, chacun d'entre nous a un pourcentage de négatif et un pourcentage de positif. Mais ce que nous recevons systématiquement d'informations négatives, d'agressions, etc, augmente la sensation de la présence du négatif en nous. C'est ainsi qu'à force de focaliser notre attention sur ce qui ne va pas, un tout petit pourcentage de négatif peut envahir tout notre espace, occultant le positif. Cela montre à quel point il est important de commencer par se dégager du négatif.

Renforcer le positif nécessite donc au préalable de se nettoyer du négatif. Notre éducation nous apprend à nous laver les mains avant de passer à table, mais elle a totalement oublié de nous apprendre le même processus au niveau psychique. Or, cela fonctionne de la même façon. Quand nous sommes contrariés, stressés, inquiets ou envahis de toute autre émotion négative, du négatif se dépose en nous tel une couche de saleté. Cette saleté-la, nous la gardons. Chaque élément négatif, sensation, sentiment ou pensée, dépose un voile de pollution qui se sédimente. Les voiles se cumulent, nous encombrent, nous assombrissent et finissent par rendre difficile notre connexion à notre joie de vivre. Il est impossible de remplir un récipient plein. Donc il s'agit de dégager en premier lieu le négatif. D'ou la technique du déplacement du négatif, simple et remarquablement efficace quand on y met son intention consciente.

Après chaque nouvelle activation, le temps de pause est essentiel, un moment capital. C'est un temps d'intégration. Quand on arrête la stimulation, et dans ce silence intérieur, tous les contenus de la conscience sont entre parenthèses et le phénomène apparaît : le phénomène est vécu dans le corps, et la pause permet l'intégration profonde de la perception de l'être. L'arrêt de l'activation crée une réaction d'autorégulation pendant cette pause, qui active et favorise la relation harmonieuse Corps – Esprit. Les exercices sont secondaires, ils servent seulement à activer la vivance. Le vécu peut devenir une vivance quand il y a information sur la réalité tellement intense (moments de flash, choses évidentes…)

La désophronisation, après l'activation et la pause, consiste à remuer, consciemment et en respectant son rythme, chaque partie du corps en sentant les muscles s'éveiller, en commençant par les orteils et en remontant jusqu'à la tête, puis s'étirer et bailler jusqu'à totale récupération du tonus musculaire, et enfin d'ouvrir les yeux. Le sophronisant est alors prêt pour écrire ou décrire l'expérience qu'il vient de vivre, ce qu'il a senti, ressenti, visualisé, éprouvé, tel quel, sans faire de généralités du genre « c'était bien », ni de jugements, ni de vérités universelles, ni de conclusions morales, ni analyses, ni interprétations, ni commentaires sur le vécu. Le sens sera donné après, individuellement, en son temps.

Cela ouvre un « dialogue » avec le sophrologue qui ancrera les constats positifs en aidant, si besoin est, le sophronisant à aller plus loin dans sa description, à l'affiner…. Cette description est utile dans la démarche phénoménologique : pour aller vers la chose même. Elle présente aussi l'avantage de guider la progression, elle sert de repère pour un groupe, et elle aide à passer de l'imaginaire au réel. Elle sert de base au dialogue qui suit la pratique. Le fait d'écrire ce que l'on a vécu pendant la séance est aussi un entraînement à s'observer, observer ses sensations, ses perceptions, ses sentiments, les images qui surviennent spontanément. Cela aide à faire de même dans la journée, prendre une distance pour observer ses comportements, ses émotions, ses réactions.

b) Physiologiquement

La sophrologie utilise les fonctionnements naturels du corps et du cerveau pour transmettre les informations et intégrer une réelle transformation de nos structures. La pratique de la sophrologie permet de rééquilibrer et d'harmoniser le fonctionnement du cerveau qui pouvait être entravé par exemple par le fait que notre société valorise l'analyse au détriment de l'intuition, ainsi que par le stress de plus en plus présent et les pressions sociales et professionnelles de plus en plus fortes.

La sophronisation a des conséquences neurophysiologiques : le mécanisme de la relaxation agit sur tout le système nerveux (neurones, système nerveux cérébro-spinal, système neuro-végétatif), sur les systèmes fonctionnels (la formation réticulaire et le cerveau viscéral), sur le tonus musculaire, sur le cycle veille-sommeil.

Dans l'état de relaxation sophronique, comme pendant le sommeil paradoxal, la phase de chaque cycle de sommeil qui nous amène tout près de l'éveil (le moment de la nuit où nous prenons conscience que nous avons envie de faire pipi, nous y allons tel un automate, puis nous nous rendormons très facilement), nous nous trouvons au niveau des ondes Alpha qui ont une fréquence identique à celle de résonnance de l'ionosphère terrienne (tout ce qui se trouve à l'intérieur de la couche électromagnétique qui enveloppe notre atmosphère). Pour être plus simple, dans cet état, nous entrons donc en résonnance harmonieuse avec le rythme du monde.

Lorsque nous fonctionnons au rythme cérébral alpha, notre mental est plus calme, et les deux hémisphères de notre cerveau fonctionnent en parfaite harmonie (au lieu d'avoir généralement le cerveau gauche rationnel qui domine), ce qui nous permet d'avoir une vision plus globale des situations, et aussi d'avoir une meilleure concentration et une meilleure mémoire, nous découvrons notre capacité de mieux gérer nos états de stress et nos états émotionnels,…

Au niveau alpha, nous avons une meilleure perception de tous nos sens et nous sommes beaucoup plus à l'écoute de notre intuition, ce qui veut dire que nous savons mieux ce qu'il faut faire au moment où il faut le faire. Notre mental est alors en "veilleuse", il interfère moins souvent et notre choix est alors plus juste, plus intuitif... L'intuition peut être définie comme une préscience, un mode de connaissance qui permet d'arriver de manière immédiate de la question à la réponse, immédiate c'est-à-dire sans médiation du raisonnement ou de toute autre construction de la pensée.

Ainsi en descendant « vers le bord du sommeil », observe-t-on une baisse d'activité du cerveau conscient, un peu comme si on « débranchait » ou endormait le cortex cérébral, lieu des pensées et de la réflexion, pour permettre un accès au cerveau limbique, lieu de l'affectivité, des mémoires, lieu où s'inscrivent toutes les informations. Les images constituent généralement le langage du cerveau limbique. Tous les messages, positifs ou négatifs, passent par lui. En renforçant le positif, il devient possible de transformer certains comportements, d'agir sur la corporalité et d'apporter de nouvelles réponses émotionnelles et physiologiques plus positives et mieux adaptées.

L'Hypothalamus qui gère l'éveil et le sommeil, comme la faim et la soif, amène un équilibrage des réponses pendant chaque séance de sophrologie (voix, images positives) et permet de défaire les somatisations.

Ce qui est pensé, imaginé, ressenti fortement positivement (calme, joie...) imprègne puissamment tout notre être, car le cerveau gauche, logique, étant moins présent donc moins actif, permet au cerveau droit, intuitif, de mieux fonctionner.

Au niveau sophro-liminal (NSL), le système neuro-végétatif et le cerveau ne font pas la différence entre l'expérience vécue réellement et l'expérience imaginée intentionnellement ; cela provoque les mêmes réactions biologiques.

Toute idée suggérée et acceptée par le cerveau tend à devenir acte. Une idée répétée et installée au NSL prend corps. Si l'image de soi est positive, cela nous guide vers une issue positive. On peut ainsi constater l'enchaînement d'une sensation à une perception, d'une image à une émotion, ce qui entraîne un acte organique. D'où l'intérêt et l'efficacité des visualisations en état sophronique puisqu'elles nourrissent l'être, corps et esprit, d'informations positives. Le neurophysiologiste Antonio Damasio a mis en évidence l'existence de deux cerveaux. « D'un côté, le cerveau cognitif, rationnel, tourné vers le monde extérieur, de l'autre, le cerveau émotionnel, inconscient, totalement connecté au corps. Pour Damasio, notre vie psychique s'articule autour d'un équilibre à trouver entre les fonctionnements de ces deux cerveaux ». Or nous vivons dans une société qui valorise le cerveau rationnel au détriment du cerveau émotionnel, le mental au détriment du corps. La part « consciente » de nous-même réfléchit et raisonne à partir de souvenirs partiels et « colorés », et notre part « inconsciente », inscrite dans le corps, enregistre toutes les informations sur tout ce que nous vivons et avons vécu jusque dans les moindres détails.

La pratique de la sophrologie amène la transformation des structures psychiques de chacun. Cela passe par :

- l'activation de la concentration,
- le remplacement des conditionnements négatifs par l'apprentissage volontaire des « conditionnements » positifs,
- la gestion efficace des sentiments et des émotions,
- la stimulation de la circulation de l'énergie,
- l'amélioration de la capacité de mémorisation : d'assimilation et d'intégration (vécu expérimental de processus naturels),
- l'amplification contrôlée de l'imagination,
- l'affinement des sensations et des perceptions (interne ou externe),

- le renforcement du processus phénoménologique (c'est déjà une mise entre parenthèses de nos jugements, de nos conditionnements - les jugements des autres ou du collectif interviennent comme des conditionnements - de nos a priori et de nos préjugés),
- la libération de la créativité nécessaire à trouver de nouvelles solutions aux conflits ou problèmes que l'on peut rencontrer,
- la possibilité de dévoiler et de dynamiser le potentiel.

Cela favorise la disponibilité totale de l'être et autorise l'émergence de capacités, de valeurs, de révélations surgies du non conscient.

Lors des pratiques, l'attitude consiste à rester à l'écoute des sensations corporelles pour ne pas s'endormir et acquérir progressivement une autonomie par l'entraînement. Prendre le repère des phénomènes qui se produisent au NSL pour être capable de les reproduire seul : le lien entre ce que l'on vit en sophrologie et notre quotidien reste toujours présent. Le but est de pratiquer pour améliorer la vie privée, professionnelle, les relations, la santé.... Transformer le quotidien.

c) Le cerveau

Nous avons dit que la sophrologie était une jeune discipline, et il est intéressant de constater que les plus récentes découvertes et nouvelles connaissances sur le cerveau ne font que confirmer les principes de la sophrologie. Nous savions déjà que le cerveau est actif jour et nuit, intégrant le jour toutes les informations de ce que nous vivons et, la nuit, les triant, rangeant, ou les jetant si celles-ci y sont déjà connues et intégrées. Le cerveau est un organe semblable aux muscles, en cela qu'il est nécessaire de le faire travailler. Plus il est activé, plus il se développe et mieux il fonctionne. Quand ils ne sont plus activés, les circuits neuronaux s'amenuisent et le cerveau s'atrophie. Ce phénomène fonctionne dans les deux sens et la découverte récente de la neuroplasticité du cerveau confirme qu'il a la capacité de se transformer en fonction des expériences affectives, psychiques et cognitives vécues ; par exemple les méditants ou sophronisants qui pratiquent régulièrement voient s'accroître leurs aires cérébrales correspondant à la présence d'esprit et à la compassion…. et surtout cela confirme que nous avons la possibilité de travailler sur notre état d'être.

Nous comprenons ici que lorsque nous vivons ou imaginons intensément un excellent moment et que nous le savourons consciemment, nous l'engrammons dans notre cerveau de façon beaucoup plus puissante que si nous avons vécu le bon moment sans y prêter attention. Nous inscrivons alors ce potentiel positif dans le cerveau, et il sera plus facile de retrouver cet état agréable, et cela servira, même si on se trouve dans des situations difficiles, à demeurer calme et confiant. Christophe André décrit ce processus : « De temps à autre, le bien-être traverse nos vies. Si vous en prenez conscience et le savourez, autrement dit si vous vous rendez *présent* à cet instant, vous le transformez en un sentiment de bonheur beaucoup plus puissant, qui va laisser une trace profonde dans votre cerveau, où il se trouvera « câblé », « fixé », « enregistré » quelque part dans vos réseaux synaptiques et neuronaux ». Il devient clair que plus on s'entraîne en sophrologie, plus les inscriptions positives se renforcent et s'ancrent en nous.

Ainsi un pianiste ne devient-il virtuose qu'après un entraînement assidu ; la régularité et la constance de son travail amène à une intégration de la technique, à la « fusion dans le cerveau des aires motrices des muscles commandant les doigts sur le clavier » (Thierry Jansen).

La sophrologie permet de remettre en équilibre et en harmonie les deux hémisphères du cerveau. Au niveau du cerveau, en état sophronique – au niveau d'ondes alpha – le cortex est au repos (réflexions, pensées) et c'est le cerveau limbique qui se met à fonctionner avec son mode de langage, les images.

Par ailleurs, à l'expérience, comme l'avait pressenti d'ailleurs bon nombre de traditions ou de scientifiques, jusqu'aux laboratoires actuels de recherches en neurosciences, on constate que la réparation que l'on fait sur le plan symbolique s'inscrit sur le psychologique et jusque dans le plan biologique, et a ainsi des répercussions réparatrices et directes sur tous les plans de l'être.

Ces dernières années, les chercheurs ont fait des découvertes fondamentales sur le fonctionnement du cerveau, sur la relation constante entre nos pensées, nos croyances, les émotions ainsi suscitées et les réactions de notre corps. La moindre émotion se répercute sur le rythme de notre respiration, parfois jusqu'à la bloquer. Une bonne nouvelle change notre regard sur la vie, la rend belle, lumineuse, et nous nous sentons fort, empli d'énergie, prêt à escalader des montagnes. Il n'est pas rare qu'après l'annonce d'une nouvelle grave, tel qu'un accident laissant un enfant dans le coma, les cheveux deviennent blancs, quasiment du jour au lendemain. « Au laboratoire de neuroscience de l'université du Wisconsin, Richard Davidson et son équipe ont montré que le simple fait de visionner des images déclenchant des émotions négatives comme la peur, l'anxiété ou la colère provoque une simulation de la partie antérieure du cerveau droit, le cortex préfrontal droit. Automatiquement, le système nerveux sympathique est stimulé. Celui-ci prépare notre « réponse au stress ». Il en résulte une augmentation de la production d'adrénaline et de cortisol par les glandes surrénales. Le corps mobilise son énergie, ses forces musculaires et ses défenses immunitaires pour réagir par la fuite ou le combat. La démonstration est faite : une pensée négative génère une émotion négative, qui active le système nerveux du stress et met le corps en état d'alerte. Mario Beauregard, neuroscientifique, chercheur à Montréal, annonce que si un individu entretient des pensées négatives pendant une longue période de sa vie, cela agit de façon destructive sur l'hypothalamus. Cela met en évidence l'interconnexion profonde entre psychisme et biologie, l'être humain devient co-créateur de son évolution. De la même manière, lorsque les images projetées par l'équipe de Davidson provoquent des émotions positives comme la joie ou l'enthousiasme, c'est le cortex préfrontal gauche qui s'active préférentiellement, entraînant une stimulation du système nerveux parasympathique. Il s'ensuit un relâchement des tensions corporelles, la mise en route des mécanismes de réparation et de récupération de l'organisme, et la stimulation des défenses immunitaires, en particulier les cellules NK (natural killer), sorte de gendarmes qui circulent dans le corps en permanence à la recherche de cellules « anormales », infectées ou cancéreuses. Il existe donc bien une véritable continuité entre nos états psychiques et physiques. »

« L'esprit agit sur le corps, le corps agit sur l'esprit » (Thierry Janssen). Pour les neurobiologistes, nos neurones ne font pas la différence entre passé, présent et futur – ils ne fonctionnent qu'au présent, même si l'on revit un souvenir du passé ou que l'on se projette dans une situation du futur. Ils ne discernent pas non plus la différence entre réel et imaginaire. Cela laisse entrevoir l'étendue immense des répercussions possibles.

L'épanouissement de son être ne dépend pas de règles de morale ou d'un système de valeurs. Il faut donc se déconditionner de tout ce qui nous a été imposé. Se déconditionner ne veut pas dire tout rejeter systématiquement et définitivement, mais prendre une distance qui peut être ressentie comme un rejet provisoire, pour ultérieurement réintégrer ou non certaines valeurs en étant pleinement conscients qu'elles nous correspondent vraiment, c'est-à-dire en toute conscience. La réalisation relève de la véritable nature primordiale de l'être. C'est une notion qui échappe à notre entendement puisque nous vivons dans une civilisation de l'espace-temps et du rationnel. Cela ne peut être appréhendé que lorsque nous émergeons de ces conditionnements, que nous nous en extrayons, pour aller vers ce que nous sommes vraiment.

Lorsque nous évoquons, en état de conscience ordinaire, un souvenir, heureux ou malheureux, cela active tous les réseaux neuronaux qui le soutiennent et déclenche à nouveau les émotions ressenties lors du vécu du souvenir évoqué, et nous pouvons sentir des réactions dans toutes les parties du corps, le rire ou le cœur qui bat, le vertige ou la soudaine fatigue, voire la nausée. En état sophronique, ce processus fonctionne de façon beaucoup plus intense, car rien, aucune pensée ne vient parasiter la transmission, et cela se fait en état de conscience élargie (dans l'état d'ouverture à tout ce qui peut apparaître, sans jugement, sans attente particulière, sans interprétation...). Chaque séance de sophrologie a pour point commun avec la méditation cette qualité de présence à soi-même. Les recherches du Pr Davidson, de l'Université du Wisconsin, ont montré que, soumis à des situations à fort contenu émotionnel négatif (en regardant des vidéos tragiques), tout le système neuro-immuno-endocrinien des personnes ordinaires se trouve ébranlé, celui des méditants reste beaucoup plus stables.

La Formation Réticulée joue un rôle dans la régulation de la veille et du sommeil, la régulation de l'organisation motrice, la régulation sensitive et sensorielle, en contrôlant l'information, et enfin dans la régulation du système neurovégétatif. C'est en somme un harmonisateur. Son équilibre agressé de plus en plus souvent par l'environnement doit être maintenu et ses rapports notamment avec les récepteurs musculaires montrent à quel point la sophronisation, grâce à ses méthodes abaissant le tonus musculaire, peut contribuer à rendre optimale son activité. La détente procurée par la sophronisation est l'outil qui libère la Formation Réticulée.

La sophrologie utilise le fonctionnement naturel du corps et du système neurophysiologique pour renforcer les structures psychiques.

5 – La méthode en 3 cycles – 12 degrés

La Relaxation Dynamique de Caycedo (RDC) est une « méthodologie cohérente et structurée qui se compose de douze degrés. Sa pratique conduit au développement de la perception du corps, de l'esprit, des états émotionnels et des valeurs personnelles. Cette découverte suppose une conquête ; c'est une transformation consciente et positive de l'attitude de chacun envers soi-même et le monde qui l'entoure ».

Les trois points de permanence sont en premier la respiration : elle joue un rôle fondamental, c'est la tête du processus : pratiquement tous les exercices sont faits avec la respiration qui est un guide pour rejoindre l'état de détente ; la référence au corps : découvrir et intégrer son schéma corporel tel qu'on le vit et non tel qu'on nous l'a appris ou tel qu'on le pense ; et enfin l'orientation spéciale de la pensée, c'est-à-dire l'intention.

La pratique régulière amène à l'autonomie, et l'autonomie à la liberté de pratiquer comme on le ressent. Les techniques activent les mécanismes perceptifs du schéma corporel, afin de renforcer son intégration, de favoriser et d'activer potentiellement sa réalisation.

Les douze degrés de la méthode appelée Relaxation Dynamique Caycédienne sont répartis en trois cycles ; le premier cycle est appelé « fondamental ou réductif » ; il comprend les quatre premiers degrés ; le deuxième cycle dit « radical », comprend les quatre degrés suivants, du cinquième au huitième ; le troisième cycle ou cycle « existentiel » correspond aux quatre derniers degrés, du neuvième au douzième.

Le cycle fondamental ou cycle réductif

Ce cycle est appelé « fondamental » car il est le socle de la sophrologie, qui permettra une fois intégré, d'aborder les cycles suivants ; et « réductif » puisqu'il s'agit d'une réduction (au sens phénoménologique) des contenus de la conscience, notamment du négatif, pour éclairer les structures de base, les laisser s'animer librement, et aller ainsi à l'essentiel.

L'espace interne ne peut pas se construire tant que le corps ne l'est pas.

Le premier degré s'inspire du yoga ; il développe la concentration. Sa pratique nous fait prendre conscience de notre schéma corporel interne comme une réalité vécue : notre forme, notre mouvement, notre tonus musculaire ; nous développons notre capacité à sentir, à capter nos sensations corporelles (sensations intéroceptives), sentir notre corps tel qu'il est. Nous apprenons également à respirer correctement. Peu à peu, nous devenons capables d'éliminer les tensions physiques et de « somatiser » les sensations positives, tout particulièrement au niveau de notre peau.

Cette connexion au corps qui était naturelle il y a encore quelques centaines d'années, s'est peu à peu dégradée au fur et à mesure que la société a privilégié et développé l'intellect. Aujourd'hui la majorité des individus n'ont de perception de leur corps que par la douleur, par les sensations négatives. Leur perception des sensations positives est le plus souvent ignorée puisqu'elle est considérée comme allant de soi. La pratique des exercices du 1er degré consiste à reformer, refabriquer et renforcer cette connexion au corps, cette voie d'accès qui nous permet d'aller à la découverte de qui nous sommes.

Le 1er degré nous fait découvrir les sensations de verticalité, d'enracinement, de détente, la perception de la peau, notre réalité corporelle sentie, et active la Présence.

Pour la sophrologie, et d'autres pratiques psychocorporelles, l'enracinement a une très grande importance, tant physique que symbolique. S'équilibrer par un bon contact des deux pieds au sol, c'est acquérir une stabilité consciente, une assurance tout en retrouvant ses racines… Garder consciemment « les pieds sur terre », c'est la juste prise en compte du concret, du réel, l'ancrage évitant divagation et illusion.

Le 1er degré est d'autant plus fondamental que nous vivons dans une société qui nous coupe de notre corps. Le corps que nous habitons, que nous sommes censés incarner. C'est un peu comme si, en naissant, nous emménagions dans une maison et que nous restions à l'extérieur derrière la porte, ou au mieux que nous entrions dans le salon et que nous n'en bougions plus. Le 1er degré nous fait entrer et découvrir la maison, visiter chaque pièce, en sentir la structure et l'atmosphère. Cette première étape est essentielle. Ensuite, le 2nd degré nous donnera une visualisation de cette maison, comme si on se promenait autour et qu'on la regardait de différents endroits.

Le deuxième degré s'inspire du bouddhisme ; on l'appelle aussi degré contemplatif. Sa pratique nous aide à prendre conscience de nos sentiments, de ressentir. Sans oublier la présence de notre corporalité, nous commençons à prendre conscience de notre image. Nous développons la contemplation senso-perceptive externe et interne. Ce degré comporte également des techniques de « futurisation » pour développer notre capacité à nous projeter de façon positive dans l'avenir et renforcer ainsi notre confiance. Nous développons notre capacité à nous voir, à nous percevoir grâce à nos sensations extéroceptives (schéma corporel extérieur), à nous représenter mentalement notre corps à partir de visualisation ou contemplation. Le sujet prend conscience de son propre corps comme objet de méditation et intègre ainsi son schéma corporel externe.

Nous passons du 1er degré où nous sommes sujet JE (qui suis-je ?) au 2ème degré JE ME (que suis-je ?) avec l'expérience de l'objectivité.

Se mettre à la place des choses permet de se regarder sous différents angles c'est pouvoir regarder le principe essentiel de notre être au monde.

La clé est dans l'expérience d'une conscience illimitée : dans l'espace, de plus en plus loin du corps limité, mais toujours en contact avec lui ; et dans le temps, avec sentiments progressifs de libération, de dynamisme, d'infini, d'éternité.

À partir de la tranquillité, l'imaginaire est libéré, la voie s'ouvre pour l'approche intuitive. Les sentiments et émotions émergent. Nous les accueillons sans les étouffer ou les nier, nous les libérons en tant que matériel de haute qualité. L'appel aux images peut déclencher toutes sortes de reviviscences émotionnelles : le découvrement, souhaité ou non, s'impose parfois.

Avec les 1er et 2ème degrés, vont s'améliorer notre santé et notre bien-être (calme, sommeil,..), notre capacité à sentir par nos cinq sens mieux développés et notre attitude positive.

Les 1er et 2ème degrés sont le socle sur lequel se pose le 3ème degré.

Le troisième degré s'inspire du zen japonais ; il est aussi appelé degré méditatif. Grâce à sa pratique, nous vivons l'intégration corps/esprit. Il comporte des techniques de « prétérisation », qui nous aident à percevoir nos émotions positives, en mettant l'accent sur nos souvenirs d'expériences du passé. Nous développons notre conscience de la richesse de l'instant et de la possibilité d'exister librement. Nous nous ouvrons à notre intuition et à notre créativité.

Le quatrième degré est celui de l'UN, l'unité, la totalité. Il met tout particulièrement l'accent sur la présence des valeurs. Sa pratique nous fait vivre et renforcer les valeurs fondamentales de l'être humain dans toute notre corporalité.

Renforcer l'harmonie de la conscience par l'évocation de valeurs fondamentales.

Expérimenter, lors d'une marche méditative libre à l'extérieur, la rencontre entre soi et le monde, soi et les autres, « comme si c'était la première fois », en restant relié à nos valeurs fondamentales.

Tout au long de ces quatre degrés, nous pénétrons aussi progressivement dans la conscience des tissus de notre corps, en particulier au niveau de la peau, des muscles, des os et des organes internes. On y travaille la sensation, la perception, la kinesthésie et la cénesthésie.

Plus récemment, A. Caycedo a ajouté l'idée de schéma existentiel à vivre. À la suite du schéma corporel, le schéma existentiel réunit les dimensions neurophysiologique et psycho-affective, base de la conscience humaine pour la sophrologie. Cette dimension est abordée après que la base que constituent les quatre premiers degrés ait été intégrée. Le but est de vivre dans notre conscience une réalité liée à nos valeurs personnelles et profondes. C'est ainsi qu'il a ajouté au cycle fondamental, les cycles radical et existentiel.

Le cycle radical

L'entraînement des degrés cinq à huit, permet de percevoir la présence de l'énergie dans toute la corporalité en tant que siège de la conscience. Nous prenons conscience de la phylogenèse et de l'ontogenèse en tant que phénomènes caractéristiques de l'histoire de l'évolution de la conscience humaine.

Le cycle existentiel

Dans les degrés neuf à douze de la RDC, se renforcent la présence et la vivance des valeurs existentielles comme la liberté, la tridimensionnalité (prise de conscience du passé, du présent et du futur), la responsabilité, le respect et la dignité de l'être humain.

La sophrologie est née dans le milieu médical. A l'origine, elle s'appliquait donc au domaine médical. Les médecins, les kinésithérapeutes, les sages femmes, les infirmiers, ... enrichissent leur savoir professionnel de l'expérience de sophrologue. Ils abordent ainsi leurs patients avec un autre regard qui permet « l'alliance thérapeutique », rencontre entre deux êtres humains qui ont mis entre parenthèses, l'un son savoir, l'autre ses symptômes, et stimulant chez le patient ses capacités d'auto-guérison. Puis, quelques années plus tard, en 1982, la sophrologie s'est ouverte à de nombreux domaines. Donc, selon les domaines spécifiques dans lesquels le sophrologue s'est spécialisé, la sophrologie s'est adaptée et a pénétré le milieu du social, puis le domaine sportif - les sportifs de haut niveau sont maintenant très souvent accompagnés d'un sophrologue. Enfin la "sophrothérapie" a été officiellement nommée en 1998 par la Fédération des Psychothérapeutes Européens, et concerne les psychothérapeutes sophrologues.

La sophrothérapie est donc une application de la sophrologie à la profession de psychothérapeute. L'utilisation des méthodes de sophrologie par un psychothérapeute permet d'aborder l'être dans toutes ses dimensions et d'aller découvrir les causes des problèmes du patient en passant directement par le corps, en écartant le mental provisoirement ou momentanément.

« Notre corps physique a une sagesse que nous, qui l'habitons, ignorons. Nous lui donnons des ordres qui n'ont aucun sens. » Henry Miller – d'où la recherche de la cohérence, de l'harmonie corps/esprit vers laquelle nous entraîne la sophrologie.

Yves Lambert décrit l'objectif sophrologique comme consistant « à élargir sa conscience sur ses propres sensations, ses sentiments, ses images, ses idées, son énergie de vie, ses valeurs et... sa conscience elle-même ». Il ajoute « cela vise à plus qu'une simple connaissance de soi, cela vise à la conquête et l'affirmation de son identité puisque ce "comment être au dedans" est la clé de "comment être au dehors", c'est-à-dire "comment exister" ». In « Instruire et éduquer avec la sophrologie ».

La sophrologie est une nouvelle approche de soi, dépolluée, dépolluante, pour que le travail de concentration sur soi amène au support et au départ d'une nouvelle vie. La sophrologie amène à un équilibre, une harmonie entre être et exister. Cela peut sembler paradoxal, puisque « être » concerne notre intériorité tandis que « exister » (littéralement : *ex* = hors de, *ist* = être, donc "hors de l'être"), signifie « s'activer hors de l'être », c'est-à-dire dans le monde. Peut-être faut-il exister pour être !

Pendant les séances, nous constatons et accueillons ce que nous éprouvons, sans analyse, sans interprétation ni jugement. Réfléchir, c'est-à-dire retourner son attention sur soi-même, doit se faire dans un deuxième temps, après les séances, pour favoriser une meilleure compréhension du vécu de la séance, et faire ainsi des liens avec notre vécu quotidien

Il ne s'agit pas de « faire de la sophrologie », mais plutôt d'utiliser les entraînements comme tremplin pour notre quotidien et construire un projet à vivre. La pratique n'est pas un but en soi, c'est le moyen de cheminer vers une existence harmonieuse.

Chapitre II

LA THERAPIE PAR LA SOPHROLOGIE : AU DEBUT DU CHEMIN…

La thérapie commence le plus souvent par une sorte de grand ménage, nécessaire à déblayer l'espace intérieur de tout ce qui l'encombre et l'obscurcit. Au fur et à mesure de ce nettoyage, il deviendra possible d'y voir plus clair et d'ainsi découvrir, puis ouvrir portes et fenêtres. C'est un premier pas vers la conscience. Le terme couramment employé est « faire un travail sur soi », je lui préfèrerais « cultiver son jardin intérieur », même si c'est souvent également un travail ardu.

Le plus souvent, c'est un événement imprévu qui déclenche la première visite d'un patient. Quelque chose ne va pas dans sa vie, accident, malaise, maladie, dépression, échec…, un événement plus ou moins violent qui rompt le train-train régulier d'une vie pas réellement choisie, mais plutôt subie. Cela peut être aussi des nuits d'insomnie ou un environnement relationnel difficile qui amènent un patient à consulter. Toute la hiérarchie des priorités est alors bouleversée brutalement, les couches de paraître, d'avoir, sont reléguées pour laisser la place à l'essentiel, au vital, à l'essence de l'être. Le déclic, quel qu'il soit, est indispensable car il ouvre une porte. Il permet un autre regard. Il permet d'appréhender ce que jusqu'ici il n'était pas nécessaire de voir – une vie sans incident ne génère pas de confrontation au problème. Il arrive aussi que le patient refuse de voir car cela risque de perturber son quotidien. Tant que sa situation était supportable, que son problème n'avait pas totalement envahi sa vie, il n'était pas encore obligé de prendre des décisions qui risquaient de chambouler son existence.

Parfois le patient travaille dans un contexte qui le stresse mais il ne remet pas pour autant en question son environnement professionnel, sous l'argument que c'est si difficile de trouver du travail ; ou bien son travail ne lui plaît pas beaucoup, lui semble pénible ou l'ennuie, mais au moins il l'a, avec l'illusion de sécurité qui l'accompagne ; ou bien il a plongé depuis des années dans un maelström d'occupations, responsabilités obligent, et il n'émerge jamais, ou si peu, de son microcosme, aveugle à toute autre forme de vie ou de relations ; ou bien il vit une situation familiale ou une relation de couple qui ne l'épanouit pas mais ne cherche pas à la modifier, les habitudes sont tellement lourdes à changer ; ou encore il se sent las et sans joie, sans comprendre pourquoi, puisqu'il a tout pour être heureux… et surtout il ne se rend pas vraiment compte qu'il vit une vie avec laquelle il n'est pas en harmonie, voire une vie qui le rend extrêmement malheureux.

Il a parfois reçu quelques avertissements de la vie, mais il ne les a pas entendus. Il a parfois inconsciemment exprimé les raisons de son mal-être (en soupirant fortement, en prononçant des phrases telles que « il faut que je retourne à mon travail », « il faut que…. », mais n'a pas pensé qu'il pouvait intervenir pour changer quelque chose. L'information a tenté de surgir mais a été aussitôt enfouie.

Il pense être libre quand il a une décision à prendre ou un geste à faire ou une parole à prononcer ou un engagement à donner. Mais l'est-il ? Quelle est cette part de lui qui décide ? Est-ce le « je » ? Est-ce le moi ? Est-il réellement conscient de chaque moment ? N'est-t-il pas en réalité esclave (consentant) d'un environnement qui l'a formaté (et qui de surcroît, quelle perversité ! lui fait croire qu'il est libre) ? n'est-il pas conditionné par toute son histoire, ses mémoires collectives et individuelles, etc… ?

Le corps nous parle de nos malaises par son langage qui est la douleur, ou de notre bien-être par la sensation de douceur, de plénitude, de bonheur, mais la conscience éveillée par une sensation positive n'est-elle pas encore plus difficile d'accès ? Souvent, si l'on se sent bien, on est juste content de se sentir bien. Lorsqu'un organe est perturbé, il envoie un signal de détresse vers le cerveau qui enregistre l'information dans la zone cérébrale correspondant à l'organe touché. Cette zone se met en alerte, et déclenche les systèmes de défenses qui vont compenser la faiblesse. Le corps va exprimer le problème à sa façon, fatigue, insomnie, douleurs. Là se pose la question de notre incapacité à écouter les messages que nous envoie notre corps. Alors le corps crie plus fort…. Et puis un jour, c'en est trop !

1 - Comment se passe le premier entretien ?

Donc lorsqu'un patient vient me voir, c'est que le déclic s'est produit et qu'il a enfin décidé de passer à l'acte et de se faire aider. Mais pour autant, il ne voit pas clairement ce qu'il vit, il se sent plus ou moins mal. Il est souvent envahi par l'émotion. Il a besoin d'aide, que ce soit un malaise, un mal être, un excès de stress, une pression professionnelle, sociale ou familiale, un état dépressif, des peurs, des angoisses, de l'anxiété, des « ruminations », c'est-à-dire des pensées négatives qui reviennent sans cesse et en mode automatique, des douleurs physiques bien réelles même si elles ne sont pas expliquées par la médecine, l'impression de ne pas être à sa place ou de ne pas savoir où aller, un problème relationnel, un nœud familial, un poids trop lourd à porter, une fatigue irréparable, des insomnies, ou tout autre dérèglement de l'équilibre. Bref, tout ce qui à l'évidence constitue ou implique des disfonctionnements de l'harmonie. Ce mal-être crée un déséquilibre, une dysharmonie entre les niveaux biologique, émotionnel et mental. La sophrologie permet de rétablir cet équilibre entre les trois niveaux. Ce qui pousse aussi un patient à consulter un sophrothérapeute, c'est l'espoir qu'il existe un moyen de changer ce qu'il vit, de guérir, de sortir de la situation inconfortable dans laquelle il est englué. Cette motivation, cette intention, cette foi sont déterminantes.

Lorsque mes patients sont en détresse, tristes, souffrants ou déprimés, je leur explique qu'ils doivent s'occuper d'eux en priorité. Souvent mes patients me répondent « je ne peux pas, c'est de l'égoïsme ! ». Non, ce n'est pas de l'égoïsme, au contraire, c'est se donner la priorité d'attention de manière à se sentir bien, reconstruits, en paix. Et là, ils pourront réellement s'occuper de ceux qui les entourent, s'ouvrir aux autres. De la même manière que dans un avion, les consignes de sécurité recommandent aux parents de placer d'abord le masque à oxygène sur eux-mêmes avant de le placer sur leurs jeunes enfants. Nous irradions le comment nous sommes : si nous sommes tristes, c'est la tristesse qui émane de nous ; si nous sommes en colère, c'est la colère qui émane de nous ; si nous sommes joyeux, c'est la joie de vivre qui émane de nous, et c'est cela que reçoivent les autres. Ne dit-on pas : « Charité bien ordonnée commence par soi-même ».

Souvent la première fois, le patient est immergé dans son problème, dans son stress, dans sa détresse, dans son angoisse. Après l'avoir écouté, je lui explique comment je peux l'aider à modifier son regard sur la situation qu'il vit. Il sera parfois possible pour le patient de modifier la situation dans laquelle il se trouve (il peut par exemple changer de métier), mais parfois il n'est pas dans son pouvoir de la changer (crise, catastrophes naturelles, deuil ou vécus négatifs dans le passé) et là il ne peut que changer son regard sur ce qu'il vit ou a vécu. L'idée est qu'il puisse bientôt prendre la responsabilité de sa vie, et donc de l'aider à trouver en lui les capacités pour ce faire.

Les techniques de sophrologie avec à la base une relaxation longue de tous les muscles du corps lui donnent le temps de relâcher ses tensions, de détendre ses muscles, puis de respirer consciemment, calmement, de laisser à sa respiration le temps de s'installer dans un rythme lent, régulier, qui va l'aider à approfondir sa détente, à éloigner progressivement le mental et à créer une connexion avec son corps et avec ses sensations, un premier pas vers l'écoute et l'acceptation de ce qui est, l'acceptation de se rencontrer. Cette première phase n'est pas si simple pour certains ; des difficultés à se détendre peuvent se manifester, à se concentrer sur ce qu'il sent, ce qu'il ressent en lui, dans son corps. Ensuite les techniques de respiration, d'évacuation du négatif, puis de visualisation, permettent de retrouver un peu de paix, de sérénité. Ces premières séances permettent aux patients de découvrir leur capacité à gérer leur tonus musculaire, leur respiration. Cela leur procure déjà un sentiment de confiance. Cela les apaise suffisamment et leur permet d'aborder la problématique en ayant adouci leurs émotions, dans une lucidité retrouvée et avec un minimum d'espoir.

Pour éviter les ambiguïtés, il me semble très important de préciser que la technique d'évacuer le négatif est une mise entre parenthèses, souvent essentielle dans les premières pratiques. Ce n'est pas le nier, c'est l'écarter, le mettre temporairement de côté, afin d'apaiser l'excès d'émotion et de laisser émerger les éléments positifs. Si l'on se trouve au milieu d'une tempête de sable, la visibilité est pratiquement nulle. Si on attend que la tempête se calme ou se déplace, il est alors aisé de voir autour de soi. De même, si par exemple un patient ressent la présence d'une boule d'angoisse au niveau de la poitrine, la visualiser le plus précisément possible, l'identifier, l'évacuer (comme nous l'avons déjà expliqué), lui permet simplement de retrouver un calme intérieur plus propice à continuer la séance. C'est aussi transmettre au corps le message qu'il est possible de vivre sans cette boule d'angoisse. C'est donc permettre au patient de se mettre à l'écoute de lui-même dans de meilleures conditions – rien de lui, ni sensation, ni sentiment, ni émotion, n'est rejeté ni nié, mais au contraire reconnu et accepté – on peut comparer cette démarche avec celle de la méditation où il est recommandé de constater ses pensées ou idées parasites, de les reconnaître comme étant siennes, et de les laisser passer comme des nuages emportés par le vent, de manière à revenir à son centre.

En se dégageant du négatif enfoui depuis des années, parfois depuis la naissance, on peut alors pleurer, sangloter, crier. Et je fais ici une parenthèse, pour moi les pleurs sont un mécanisme salvateur extraordinaire. C'est une des façons les plus « légères » d'évacuer ses peines, douleurs, excès de stress, etc. Après avoir pleuré, vraiment pleuré (pas juste quelques larmes un peu retenues), on se sent soulagé. C'est l'émotion qui sort, cela apaise, allège, diminue la charge émotionnelle liée à l'événement vécu et aide à se défaire des fausses croyances et mauvaises habitudes. C'est un mécanisme d'ailleurs employé très naturellement par les enfants. Lorsqu'un enfant s'est fait mal ou qu'il a été contrarié, il vient pleurer dans les bras de sa maman, et si celle-ci le prend tendrement dans ses bras et attend la fin des pleurs (sans lui dire : mais non, tu n'as rien, arrête de pleurer), alors l'enfant repart jouer comme si rien ne s'était passé ; sa tristesse est évacuée. Pour les adultes, le mécanisme est identique. Mais souvent l'adulte est moins libre que l'enfant et ne s'autorise pas à pleurer franchement. Il se retient de pleurer et de ce fait retient en lui ses peines. Alors la peine s'inscrit autrement dans le corps, il fabrique un ulcère à l'estomac ou des migraines, ou des calculs rénaux qui déclenchent des coliques néphrétiques, ou encore d'autres cristallisations tout aussi douloureuses. Franchement, quand on y réfléchit, pleurer fait momentanément gonfler un peu les yeux et rend le regard plus brillant, mais à choisir, c'est la formule la moins pénalisante, la plus rapide et la plus efficace pour évacuer le négatif.

Donc, au début, le patient est généralement submergé émotionnellement. Il faut souvent commencer par effectuer un premier « nettoyage intérieur » qui va peut-être seulement lui permettre d'entrevoir qu'une amélioration est possible.

Ces premières séances ont pour but de sortir de l'obscure forêt dans laquelle il s'était perdu. La confiance qui s'établit ainsi, pas seulement avec son thérapeute mais surtout avec lui-même, est indispensable au processus de guérison.

2 - Le déroulement de la thérapie

Comme nous allons le voir, après ce premier entretien, les séances pourront se succéder afin d'apporter chaque fois un nouvel éclairage. Le rythme est celui du patient.

Lorsque le but à atteindre a été clairement défini lors de la première séance, le travail peut commencer. Chaque séance débute par un temps de paroles pour le patient, et bien entendu d'écoute pour le thérapeute. Cela permet au sophrothérapeute d'apprécier l'état du patient à ce moment précis, et l'intensité de sa motivation. Cela permet aussi au patient, en racontant son vécu, de mettre des mots sur les éventuels progrès réalisés entre deux séances, d'en prendre conscience et de les cristalliser, dans ce qu'on pourrait appeler un ancrage du positif. Le patient peut arriver au rendez-vous dans un état allant de l'extrême malaise à l'euphorie. Par exemple, selon qu'il a passé plusieurs nuits d'insomnie qui ont accru son malaise, ou qu'il a passé une excellente nuit pour la première fois depuis longtemps, à l'évidence la séance ne saurait se dérouler de la même manière. Il est important, sans perdre de vue l'objectif général, de prendre en compte son besoin présent.

Nous avons généralement un sens plus développé que les autres, et c'est fréquemment la vue. Quand c'est le cas, lors des séances, la patient reçoit plus facilement des images et des visualisations plus ou moins précises. Il visualise des scénarios dans lesquels il joue un rôle et peut alors observer tous les détails du film. Les éléments visualisés sont soit des éléments du quotidien ou de son histoire inscrite dans sa mémoire et qui resurgissent spontanément, soit des éléments qui semblent imaginaires, inconnus, et qui ont valeur de symboles.

Si le patient est plus tactile ou kinesthésique, il sentira des sensations de toucher, de caresses, de rugosité ou de douceur…

Si la personne est auditive, elle percevra davantage les sons, les chants d'oiseaux, le bruit de l'eau qui coule. Elle percevra davantage de sensations que de visions et aura plus de facilité à écouter. L'oreille écoute à la fois dedans et dehors. Grâce à l'oreille, c'est le corps qui écoute. La tête, elle, entend. Je cite Bruno Journe : « En écoutant vraiment, on va d'abord saisir un processus physiologique, les fonctions de la mémoire, prendre une distance de ce que nous ne sommes pas pour accéder à ce que nous sommes vraiment : Conscience. » L'écoute n'a pas de but, pas d'objet. C'est une vraie attention. Écouter ne peut se faire que dans un état de réceptivité, d'ouverture, sans jugement, sans comparaison, sans préjugé, sans a priori. Entendre est une autre approche, une approche du mental. Entendre est de l'ordre de la pensée construite sur notre éducation, notre histoire, notre héritage, notre ego, donc manipulée par tous les conditionnements qui nous formatent.

Si les images ou autres sensations n'apparaissent pas ou peu, cela correspond à une résistance. Il est inutile de forcer sous peine de provoquer l'intrusion du mental qui tenterait de compenser l'absence d'images. Cette intrusion du mental fausserait les visualisations souhaitées. Ce sont celles exprimées par le corps qui nous intéressent ici. Quelque soit le sens sollicité, ce qui est important c'est d'être dans l'ouverture, dans l'accueil de ses sensations, de ses perceptions et de ses émotions. Là, nous établissons une connexion entre notre corps et notre conscience.

Il ne saurait s'agir ici de dévoiler le contenu précis de telle ou telle séance, ni d'en dresser une liste exhaustive et descriptive. Ce ne sont pas des recettes de cuisine universelles. Tout au contraire, chaque séance s'adapte de manière sensible au patient, au moment et à l'intensité de la problématique, et se réinvente chaque fois. Cependant il me semble intéressant d'en donner quelques exemples pour illustrer le processus. Si la sophrologie donne des protocoles précis d'exercices et de techniques dont nous avons déjà parlés dans le chapitre précédent, au cours d'une thérapie, la prise en considération du patient est primordiale, les séances doivent s'y adapter tout en respectant les principes et l'éthique de la sophrologie.

Une de mes patients que j'appellerai Bérénice était venue me voir parce qu'elle souffrait d'agoraphobie, la rendant, entre autres situations difficiles à vivre, incapable de conduire sa voiture en ville. Au bout d'un certain temps, Bérénice arrive à une séance, en pleine forme, car elle a conduit sa voiture sans angoisse, confortablement. Nous en avons profité pour renforcer en elle l'inscription de ce progrès, sa confiance retrouvée, et pour ancrer l'idée qu'elle venait de franchir un cap.

Lorsque le patient est parfaitement détendu tout en restant conscient de ce qu'il éprouve, alors un exercice et/ou une visualisation sont proposés.

Les exercices consistent dans l'exécution d'un mouvement du corps ou d'une partie du corps dans le but d'affiner la perception des sensations, de créer et de renforcer le lien au corps. Par exemple, un de ces exercices consiste à concrètement pratiquer une marche sur place, pour prendre conscience du mécanisme qui s'opère et des sensations ainsi générées dans le bas du corps : pointe du pied, plante, talon, cheville, mollets, genoux, cuisses et hanches, sensations d'équilibre, de verticalité, de mouvement, d'enracinement dans le sol. Très souvent, le patient est coupé des sensations de son corps, comme si son corps était un élément à part, non reconnu. Il lui accorde parfois de l'intérêt pour sa forme et pour cela recourt à la gymnastique et au sport, ou au maquillage, voire à la chirurgie esthétique. Mais la sensation du corps en bonne santé est quasi inexistante. Le plus souvent, le corps n'est senti qu'à travers la douleur, donc la conscience que l'on a de son corps se construit sur la sensation de douleur. « J'ai mal au genou » me fait prendre conscience de mon genou. « Notre corps physique a une sagesse que nous, qui l'habitons, ignorons. Nous lui donnons des ordres qui n'ont aucun sens » (Henry Miller), il est donc essentiel de recréer une connexion au corps qui nous permette un dialogue avec lui.

La visualisation fera apparaître des images symboliques révélatrices de la situation, permettant de la saisir plus profondément, et réparer ce qui peut l'être à cet instant. Le patient est en état de relaxation, les yeux fermés. Il laisse venir les images qui lui sont proposées par la voix du thérapeute. Voici quelques exemples de propositions de visualisations choisies par le sophrologue :

- La séance de l'arbre. Le patient, au cours d'une promenade dans la campagne, va se retrouver devant un arbre. Je lui propose de l'observer jusque dans les moindres détails afin qu'il puisse ultérieurement le décrire le plus précisément possible. Quel est l'environnement de cet arbre ? Est-il par exemple seul au milieu d'un champ, en haut d'une colline ou encore entouré d'autres arbres au cœur d'une forêt ? Est-il en fleurs ou en fruits ? A-t'il des feuilles ? Quelle est son essence (conifères, feuillus, fruitiers, palmiers, …), sa taille, ses proportions, la direction des branches (à l'horizontale ou plutôt à la verticale), le feuillage, les éventuelles maladies de l'arbre comme les champignons, les parasites, les virus, les branches mortes, calcinées ou cassées, une blessure dans le tronc, l'état des racines (l'arbre peut être sectionné au niveau des racines) ? Je propose alors au patient de rentrer dans un dialogue avec l'arbre, et entre autres questions, de lui demander de quoi il a besoin. Lorsqu'il a reçu la réponse de l'arbre, je lui propose de tout mettre en œuvre pour satisfaire le besoin de son arbre. Il peut trouver dans les alentours les outils, produits, matériaux nécessaires. Ainsi par exemple, creuser un petit canal qui amène l'eau jusqu'à son tronc si l'arbre a besoin d'eau ou trouver les éléments qui vont lui permettre de préparer une potion qu'il appliquera sur ses blessures. Tous ces éléments sont sources d'information et de compréhension de la réalité de l'état du patient au moment de la séance. Parfois un patient me raconte après la séance qu'il a vu un premier arbre, qu'il l'a trouvé laid, calciné ou effrayant, alors il en a imaginé un autre bien plus joli ; ce sont des résistances qui indiquent qu'il ne faut pas insister pour l'instant, le patient n'est pas prêt à cette prise de conscience. Par la suite on pourra aller réparer et guérir symboliquement cet arbre.

- 2ème exemple, la séance des couleurs. Elle consiste à amener le patient à traverser un arc-en-ciel, en passant un temps dans chaque couleur afin d'en ressentir l'énergie. Ce jour-là Richard, artiste plasticien, qui dans sa jeunesse de hippy avait consommé des drogues hallucinogènes, est très excité à l'idée de cette séance, imaginant a priori un merveilleux voyage psychédélique. Il sera en fait très déçu au sortir de la séance, racontant qu'il n'a fait que traverser un long tunnel gris, embrumé, vaguement teinté parfois de vert ou de violet. Quelques jours plus tard, il me rappellera pour me demander un nouveau rendez-vous et m'expliquer qu'il avait compris que cette grisaille était la sienne, et qu'il s'agissait en fait pour lui de se reconnecter à l'énergie des couleurs.

- 3ème exemple, la séance du filet de pêche. Le patient se promène sur une plage et découvre un filet de pêche plus ou moins emmêlé et noué. Il va prendre le temps de défaire les nœuds, de le remettre à plat, de le débarrasser de ce qu'il contient, de le plier avec beaucoup d'attention pour qu'il ne risque pas de s'emmêler à nouveau. Au fur et à mesure qu'il le dénoue, il peut découvrir des objets, des coquillages ou des poissons qui ont été coincés dans le filet. Certains vont trouver des perles ou des étoiles de mer, d'autres des boîtes de conserve rouillées ou des vieilles chaussures. Le patient va les dégager. Pour certains l'opération est très facile et rapide, pour d'autres elle est laborieuse et pénible. Néanmoins, on a compris que, dans la visualisation et de façon symbolique, le fait de réussir à dénouer, défaire les nœuds du filet, à se débarrasser des objets de rebut et récolter les trésors, nettoyer, plier et ranger tout ce désordre, ne peut qu'aider le patient à le réaliser dans son quotidien.

Un sophrothérapeute a ainsi à sa disposition un nombre considérable de programmes de voyages symboliques, qu'il en ait hérité de son propre thérapeute, de ses professeurs ou de ses maîtres, ou qu'il les ait lui-même élaboré pour répondre à telle ou telle demande précise de son patient. Il n'y a pas de limites formelles à de telles explorations. Il est en revanche fondamental pour le thérapeute d'être conscient de ce qu'il fait et de ce qu'il met en œuvre.

Après chaque activation, exercice ou visualisation, suit un temps de pause, une sorte de méditation, pour intégrer ce qu'il vient de vivre et d'éprouver. J'invite le patient à porter son attention sur le positif qui a été généré pendant la séance, afin que ce positif puisse s'intégrer dans tout son être, pour qu'il conscientise et intensifie ce positif en lui. Ensuite vient la désophronisation, c'est-à-dire la remontée du tonus musculaire, depuis les pieds jusqu'à la tête, très consciemment et en prenant le temps de s'étirer, de bailler jusqu'à complète récupération.

Le rendez-vous se termine enfin par un deuxième temps de paroles où le patient est invité à raconter ce qu'il a vécu, senti, ressenti, visualisé pendant la séance. Il est important qu'il l'exprime tel quel, à chaud, pour s'en souvenir car, comme pour les rêves, le souvenir s'efface très vite. Cela permet de concrétiser et cristalliser ce qu'il vient de vivre. Eventuellement cela lui permettra ultérieurement de faire des liens avec son quotidien, d'interpréter, de comprendre ou d'analyser. Je ne livre généralement pas mes interprétations. Ce n'est pas à moi de le faire. Je peux éventuellement donner quelques pistes ou clés. Le patient a en lui toutes les réponses. Il les recevra le moment venu, c'est-à-dire, spontanément, après un certain cheminement, lorsqu'il sera prêt à l'accepter ou en encaisser le choc. Certaines prises de conscience sont faciles, évidentes, spontanées, voire jubilatoires ; d'autres peuvent être très cruelles touchant des blessures profondément enfouies et face auxquelles tout un système de défense, de remparts, d'écrans illusoires, voire de dénis insolents, s'était dressé depuis fort longtemps, et provoquaiét jusqu'à aujourd'hui de puissantes résistances à cette prise de conscience. Ces révélations, ces compréhensions de soi, sont de toute façon, quelle que soit l'intensité de l'émotion ressentie, immédiatement libératoires.

Je voudrais revenir sur cette obscure forêt dont il s'agit de sortir. Les inscriptions négatives de l'enfance qui ont généré la mise en place de systèmes de défense ou des visions biaisées de la réalité déclenchant certains types de réponses handicapantes au cours de la vie, sont inscrites dans la personne. Elles la marquent, elles génèrent des mécanismes, elles induisent des réactions de défense dans certaines situations, elles orientent ses pensées. Il semble donc essentiel de les constater, de les comprendre, de les soigner, et de réellement et concrètement les guérir. Les guérir ne veut pas dire les supprimer, mais lâcher la charge émotionnelle qui y était attachée.

En effet, pour maintenir en place nos systèmes illusoires de défense, nous sommes contraints, jour après jour, et parfois pendant de longues années, de dépenser à notre insu une énergie considérable. À l'instant où la réparation est faite, les systèmes de défense tombent, et la part d'énergie allouée au maintien de ces défenses est libérée et peut dès lors être utilisées à vivre, à créer, à rire, à aimer… La réparation est initiée pendant une séance et se consolide de séance en séance au moyen des visualisations symboliques. Si je reprends l'exemple de la séance de l'arbre, un patient qui découvre de quoi son arbre a besoin et qui le lui donne, qui le guérit dans la visualisation, va constater un changement dans sa manière de voir et de vivre son quotidien. La prise de conscience qui se fait ultérieurement a pour effet de cristalliser la réparation et de renforcer les sentiments positifs qui l'accompagnent. Prenons l'exemple de la dépression, celle-ci correspond à un changement de regard de plus en plus déformé sur soi, sur le sens de sa vie, moins d'espoir et donc une incapacité à se projeter positivement dans l'avenir. Schématiquement les séances de déplacement du négatif permettent de sortir du brouillard et d'aller à la découverte de ce qui est, de constater son état et de l'accepter. Puis les visualisations symboliques mènent à une reconstruction progressive des structures psychiques. Cela va générer une modification du regard sur la vie de plus en plus positif. Le patient investit et conquiert son territoire. Peu à peu les structures psychiques se renforcent et l'être se transforme.

Le rythme idéal est environ d'une séance par semaine, a priori c'est le temps juste pour ne pas laisser retomber l'énergie déclenchée à la séance précédente et respecter le temps d'intégration nécessaire du vécu, laisser germer la petite graine plantée à chaque séance. Cependant si le patient est très fragilisé par la situation qu'il traverse, alors on peut rapprocher les séances, justement pour accompagner psychiquement celui-ci. Le rythme doit être adapté à chaque cas, l'état émotionnel du patient bien sûr ou la distance géographique qu'il a à parcourir pour rencontrer son sophrothérapeute. Il est alors possible de grouper trois séances sur trois jours, puis de laisser passer trois semaines par exemple.

3 - Qu'est-ce que j'entends par « corps » ?

Le « corps » est la banque de données centrale de tout ce que nous vivons, avons vécu, de toutes nos mémoires. C'est un espace intérieur de connaissance où se trouvent toutes les réponses. Le principe de la sophrothérapie est de donner la parole au « corps », échange qui est atrophié dans un monde qui privilégie l'analyse, la réflexion, l'intellect, le mental, ce que j'appelle la « tête ».

Souvent, le patient a oublié de s'écouter, d'écouter son corps qui tentait d'envoyer des messages, une maladie bénigne, une fracture, ... il n'entendait pas les messages, et pourtant, ces messages étaient de plus en plus forts, insistants... Alors le corps, exténué, s'est cassé plus gravement, accident ou maladie qui l'ont obligé à tout arrêter et à enfin s'occuper de lui, à « constater son désastre », selon l'expression de Christiane Singer, à se poser des questions sur sa vie, après quoi il court, ce qui est important, qu'est ce qui l'a amené à cette situation... Nous avons grandement hérité de Descartes, philosophe et médecin, et dans son optique, la médecine traite du corps en tant qu'assemblages d'organes, où les causes des dysfonctionnements sont essentiellement physiques. La conséquence directe est que la médecine traite des maladies et non des personnes. Si la maladie est corporelle, elle sera traitée par des médecins qui s'intéressent uniquement à l'organe et aux tissus concernés. Si elle est mentale, c'est un psychiatre qui considérera uniquement les éventuels problèmes psychiques, sans accorder la moindre importance aux maux physiques.

Malgré la reconnaissance des maladies psychosomatiques, c'est-à-dire des maladies dans lesquelles nos pensées ont un effet direct sur nos organes et l'état général de notre organisme, l'idée de séparation entre le corps et le mental reste bien ancrée et s'est même malheureusement aggravé. Pourtant certains thérapeutes établissent des liens précis entre une douleur ou une maladie, située à un endroit spécifique du corps et une problématique de vie. Ces correspondances sont le plus souvent des clefs, des ouvertures de pistes vers une compréhension, même si elles ne doivent pas se transformer en diktat qui aurait pour effet d'enfermer le patient dans une voie qui ne serait pas la sienne. L'origine du mot « malade » vient du latin *male habitus* (qui est en mauvais état). *Habitus* signifie originellement la « manière d'être ». Ne pourrions-nous pas envisager la maladie comme le résultat de notre « mauvaise manière d'être », de notre (mauvaise) habitude. La maladie devient alors un message du corps, un indicateur très intéressant de ce que nous devrions changer en nous. Certaines maladies du corps ont pour origine un trouble psychologique et non physiologique. En fait le problème est dans la dualité initiée par Descartes qui dissocie le corps de l'esprit alors que l'être ne fait qu'un et ne peut être en harmonie que s'il est un. L'idée que beaucoup de maladies ont des origines psychosomatiques, urticaire, eczéma, colites, maux de tête, migraines, asthme, est maintenant acceptée. En fait, ce ne sont pas « certaines » maladies qui sont psychosomatiques, mais le lien qui unit corps et esprit fait qu'un déséquilibre peut se manifester dans toutes les dimensions de l'être, entre autres le corps et l'esprit. Un grand stress peut bloquer l'hypophyse, entraînant absence de règles ou perte de poids, ou encore une hypertension artérielle. Le cancer pourrait être assimilé, dit la psychanalyste Marie-Ange Casanova Robert, à « un délire cellulaire où le corps s'exprime à la place du psychisme ». Psychosomatique ne veut pas dire que « ce n'est que dans la tête », mais bien au-delà il signifie une discorde dans « le dialogue permanent, étroit et complice qui existe entre le corps et l'esprit » (Michel Debelle). Vouloir dissocier le corps et l'esprit est une aberration. Lorsqu'on coupe le corps de l'esprit, on refuse la conscience du corps et on le nie. Le corps alors utilise les moyens qu'il peut pour s'exprimer et tenter de se faire comprendre. Le bon sens populaire ne s'y trompe pas, les expressions « j'en ai plein le dos », « j'en ai plein le cul », « je marche à côté de mes pompes » ne sont pas toujours très élégantes, mais sont très parlantes, et annoncent des hernies discales, des crises d'hémorroïdes et des décalages de verticalité avec sensations de vertiges. Aujourd'hui, certains neurobiologistes avancent que la peau est un cerveau étalé, les deux, peau et cerveau, communiquant par l'intermédiaire de substances chimiques, les neurotransmetteurs.

Dans les milieux neuroscientifiques, les rapports corps-esprit changent, après avoir reconnu l'action de l'esprit sur le corps, l'esprit et le corps font maintenant partie intégrante d'une réalité plus large. Corps et esprit deviennent les deux facettes d'une même réalité plus vaste. Ce n'est pas encore suffisant à mon sens, mais c'est une nette évolution par rapport à une médecine qui hier encore (quelques fois aujourd'hui !) ne prenait en compte que la partie malade du corps d'un patient sans tenir compte aucunement du contexte global de son environnement. Cependant cela peut être un premier pas vers l'écoute, vers la prise en considération de la globalité de l'être. Quoi qu'il en soit, il semble essentiel de ne jamais perdre son « bon sens ». Le travail du thérapeute est d'aider ses patients à ressentir et à comprendre ce qu'ils vivent (mal ou pas) pour soigner et réparer, en leur permettant de se sentir mieux et de passer à l'acte.

Au delà des douleurs, des dysfonctionnements et des pathologies, le « corps » s'exprime non par des mots, mais par des images, des visualisations symboliques. Ce sont ces images, ces visualisations qui donne un accès direct au non-conscient.

Selon les résistances du patient, l'information émerge ou non. Lorsqu'elle remonte ainsi par le corps, elle est vraie ; alors qu'une information issue du mental peut être vraie, ou erronée et mensongère. Le mental a une extraordinaire capacité à ne pas voir ce qu'il ne veut pas voir et à ne pas entendre ce qu'il ne veut pas entendre, donc à élaborer des hypothèses, des réflexions, des constructions faussées afin d'obtenir un résultat déjà déterminé et attendu. Si le corps ne veut pas voir, alors simplement il ne voit rien (aucune image, aucune perception), la personne s'endort pendant la séance, mais au moins le corps ne crée pas de fausses images. Néanmoins, comme c'est l'inconscient qui reçoit la demande d'information, si celle-ci ne remonte pas au conscient, elle est quand-même enregistrée par l'inconscient, et fera son chemin.

Le travail par le chemin du corps a l'avantage de suivre le rythme de chacun, de respecter sa capacité à lâcher ses résistances. Il est donc très important de ne pas être pressé et de respecter le propre rythme du patient. Il ne faut pas oublier que même les fonctionnements ou éléments négatifs que nous découvrons, que nous ressentons plus ou moins comme des boulets que nous traînons dans notre vie et dont nous voudrions nous débarrasser sont néanmoins des éléments qui nous constituent, avec lesquels nous nous sommes construits. Le corps sait quand il est prêt à abandonner ses éléments négatifs, ses peurs. Cela peut rarement se faire d'un seul coup, cela ne peut pas se faire de force, cela ne se fait pas par la volonté, mais par un lâcher prise. Le lâcher prise n'est pas un abandon. L'abandon est passif quand le lâcher prise est actif. L'abandon est une démission alors que le lâcher prise n'est pas subi, c'est un choix, une philosophie. Ce n'est pas une volonté intellectuelle, c'est une acceptation, acceptation de ce qui est. Comment lâcher prise ? Cela passe par la prise de conscience d'habitudes, d'addictions, de schémas et de fonctionnements qui sont les nôtres et qui font que nous nous accrochons à une idée, à une vision des évènements, qui nous contraint dans un espace limité et partiellement fermé. Cela nous empêche de voir d'autres horizons. Omraam Mikhaël Aïvanhov explique ainsi comment se débarrasser des mauvaises habitudes : « Vous devez d'abord savoir qu'une habitude consiste en un cliché qui s'est imprimé sur vos corps subtils. Une fois imprimé, il se reproduit à l'infini. C'est pourquoi, même si ensuite on regrette de s'être encore laissé entraîner, cela ne sert pas à grand-chose : on commet à nouveau la faute, puis à nouveau on la regrette. C'est un enchaînement sans fin de fautes et de remords. Car le remords a lui aussi inscrit son cliché ; c'est pourquoi il revient chaque fois après la faute, mais il n'aide pas à la corriger. Et que faut-il faire alors ? Recouvrir le premier cliché, c'est-à-dire remplacer les mauvaises habitudes en s'appliquant, peu à peu, et consciemment, à nourrir de meilleures pensées, de meilleurs sentiments, et surtout un meilleur comportement. Ce sont là autant de nouveaux enregistrements, de nouveaux clichés qui arriveront à neutraliser les anciens. Ils ne les effaceront pas, car dans la nature rien ne s'efface, mais ils les recouvriront et c'est eux désormais qui agiront. » Ce qui vient d'être décrit correspond à ce qui se passe au cours d'une pratique de la sophrologie où l'on met en lumière les mauvaises habitudes afin de les écarter et de les remplacer progressivement par de nouveaux automatismes plus justes pour nous. Cela exige une pratique régulière et répétitive. La répétition est la clef de toute transformation durable. Si nous lâchons nos schémas, nous acceptons alors de nous laisser couler dans le flux de la vie, notre vision n'est plus limitée, et nous accédons à une « part de nous » ou une dimension plus grande (découverte d'une facette de notre inconscient) qui sait, et donc qui nous mène à l'harmonie et à la confiance.

Je voudrais ici faire une distinction entre sophrologie, sophrothérapie et coaching.

Les techniques de sophrologie ont pour but de développer et d'intensifier la présence du positif, donc de réduire le négatif, afin de renforcer les structures psychiques. À chaque fois qu'on laisse sortir un peu de nos peurs, on peut combler l'espace disponible ainsi créé par d'autres éléments positifs déjà présents en nous, mais qui étaient étouffés par le négatif. Le processus est ainsi enclenché et progresse peu à peu vers une vision de la vie plus positive. Quand le corps accepte de laisser partir, de se débarrasser de quelque chose (cela peut être ressenti ou visualisé comme un vêtement, une peau ou autre image couvrante ou pesante) de négatif (peurs, angoisses, sentiment de dévalorisation, etc....), il se crée un espace vide à l'intérieur de soi. Et cet espace va se remplir. Selon son état, et sans intervention consciente et active, ce que l'on vit, la peur, l'angoisse ou le sentiment négatif risquent de venir se réinstaller ; on peut aussi, consciemment, faire le choix d'accueillir les éléments positifs pour laisser s'intensifier leur présence en nous. On peut avoir l'impression que ce positif arrive de l'extérieur, mais en fait il vient de l'intérieur. Cet espace vide est une ouverture, une invitation aux qualités, aux capacités enfouies en nous et jusque-là plus ou moins cachées, voire totalement occultées, de se révéler, et une fois révélées de s'installer, de s'intégrer. Dans la pratique de la sophrologie, le « négatif » n'est pas nié, il est constaté, reconnu, mais il est contourné.

Dans la pratique du coaching, il y a un processus qui souvent ressemble à une déprogrammation de l'individu pour pouvoir ensuite le reprogrammer différemment, en faisant croire que c'est une libération. Permettez-moi de citer Jean Bouchart d'Orval : « ...rien ne surpasse certains pathétiques ateliers de développement personnel et le cirque de la soi-disant spiritualité occidentale moderne dans son paroxysme de décadence. Voyez ces profanateurs de l'âme déguisés en jeunes et énergiques orateurs, beaux, riches et charismatiques, qui prêchent le « pouvoir de l'intention » pour « exploiter l'énergie de la Source » à des fins personnelles, ou encore la « mentalité de millionnaire » et autres mirages destinés à flatter l'ego ». Le développement de la conscience n'est pas un « voyage organisé », dit Richard Moss. Les stages sont le plus souvent des produits de consommation comme les autres, soutenus par le marketing et la publicité, et ne font que conditionner davantage les individus pour les rendre compétitifs et donc plus rentables dans le système actuel, et sans tenir compte de ce qu'ils sont.

Deux jeunes femmes que j'ai bien connues et que nous appellerons Corinne et Mireille, suivirent avec enthousiasme un stage de coaching « de confiance en soi », une matinée par semaine pendant plusieurs mois. Le programme de ce stage consistait en un curieux cocktail de PNL, de scénettes pour qu'elles puissent découvrir leur véritable personnalité, et surtout d'un relooking qui devait déjouer les apparences et les révéler à elles-mêmes. Ainsi Corinne qui était brune a blondi considérablement tandis que Mireille est devenue rousse. Toutes les deux apprirent à s'entortiller un foulard mêlé à leurs cheveux. Le maquillage qui était inexistant jusque là s'est fait beaucoup plus présent. Le choix des vêtements se voulut plus « affirmé », plus excentrique. Quelques mois plus tard, Mireille se rendait à la Médecine du Travail pour se faire signer un papier d'inaptitude totale, en raison d'une sciatique, tandis que Corinne accumulait les erreurs dans son travail, comme dans sa vie quotidienne, elle fondait en larmes régulièrement et elle ne comprenait pas pourquoi ! Elle a fini par rentrer dans une secte !

Ce stage, en ne s'adressant qu'au paraître, à l'image, niait le corps et élargissait la faille qui préexistait. C'est un emplâtre sur une jambe de bois. Pire même. On peut en effet supposer que les personnes ne s'inscrivent à ce genre de stage que parce qu'elles ont déjà un problème de confiance en soi ou d'une autre nature mais identifié comme tel. La transformation de l'image opérée pendant le stage donne l'illusion d'une meilleure confiance en soi, mais si on ne traite pas au-delà de la superficialité, la réalité revient et là tout s'effondre ! S'il y a confusion entre confiance et irresponsabilité, entre être et paraître, un tel stage ne fait qu'accroître le mal-être. On retrouve le même problème avec la « pensée ou suggestion positive » telle qu'elle est proposée par certains gourous, pensées qui viennent de l'extérieur. Se répéter toutes les dix minutes « je suis formidable, je suis beau, je réussis, l'argent m'arrive à flots », cela est sûrement agréable, mais ne sera positif et constructif que si c'est en accord avec ce que l'on ressent déjà. Si l'on est au plus profond de soi persuadé qu'on n'est pas aimable, qu'on ne réussira pas..., alors l'effet risque fort d'être destructeur. A cet égard, le livre d'Ilios Kotsou – Eloge de la lucidité, se libérer des illusions qui empêchent d'être heureux – vous dit tout sur les mirages des pensées positives, de la recherche de l'estime de soi à tout prix et de l'épanouissement personnel devant nous amener au bonheur...

On peut s'interroger sur les buts des stages de coaching pour le développement personnel : est-ce que ce n'est pas plutôt des moyens de formater nos identités que de nous libérer ? La personne est niée car elle doit avant tout répondre à une demande de la société. Les coaches considèrent les individus comme des produits sur le marché, en compétition avec d'autres produits. Cela pousse à la manipulation. Le coach ne pose pas de questions, il trouve des solutions à la place des participants. Ce que propose le plus souvent un stage de coaching sont les moyens d'être plus compétitifs, plus rentables,... Cela enferme. Cela n'aide pas les individus à être critiques, à s'interroger, cela leur propose un autre carcan. Cela ne libère pas. Robert Edguy, sociologue : « on oublie que c'est parce que l'entreprise est le lieu par excellence du jeu de rôle, que le danger surgit. La construction de l'identité est en crise. Notre société de casting et de formatage est une machine à produire de la frustration. C'est sur cette crise que le coaching est né. Or l'individu est condamné à donner un sens à sa vie, à s'inventer ». C'est la faille dans la société qui a permis au coaching de s'engouffrer et de devenir une entreprise florissante.

Le chemin pour être soi est infiniment plus difficile car il demande un engagement personnel.

En revanche, dans un travail en sophrothérapie, le patient va trouver en lui les solutions. Bien sûr il est guidé par le sophrologue, mais c'est lui et lui seul qui se découvre, trouve les réponses justes à ses problématiques et initie sa transformation. Il n'est pas question d'ignorer le « négatif », pas question d'écarter une partie de ce qui constitue la personne, d'autant plus que c'est précisément cette partie qui est source des problèmes, traumatismes, relations conflictuelles... Ce négatif est inscrit dans le patient, il l'a marqué, il a généré la mise en place de mécanismes de défense et de réactions comportementales automatiques, il oriente ses pensées ; le constat est donc essentiel et permet de soigner, de guérir, et même de comprendre et d'analyser.

4 - Qu'est-ce qu'une sophrothérapie ?

Comme on l'a bien compris, la sophrothérapie consiste à utiliser et à adapter les principes et techniques de la sophrologie à des fins thérapeutiques. On compare souvent le travail thérapeutique à la traversée d'un oignon. Pour pénétrer l'oignon, on doit forcément commencer par la première couche, la plus extérieure. Lorsque cette première couche a été pénétrée, alors seulement on peut aborder la deuxième, et ainsi de suite en se dirigeant vers le centre de l'oignon. En thérapie, on commence par là où se trouve le patient, souvent un niveau émotionnel pour les patients qui entament un travail pour la première fois. Quand ce premier niveau est réglé ou apaisé, le patient ressent généralement un mieux-être sensible. Alors, s'il est prêt et le désire, on peut aborder le deuxième niveau, plus profond. Parfois le patient aura besoin d'un temps de maturation qui peut prendre quelques semaines ou plusieurs années, avant d'éprouver à nouveau le désir d'aller plus loin, de comprendre davantage, et une deuxième phase de thérapie peut commencer. On y retrouve généralement la même problématique, mais sous un aspect différent, à un autre niveau. On se rapproche progressivement de la ou des causes originelles.

Lisa-Rose était venue me voir alors qu'elle était enceinte d'un deuxième enfant. Elle paniquait car pendant les neuf mois de sa première grossesse, elle n'arrivait pas à dormir. Elle avait très peur que cela se reproduise pour sa deuxième grossesse. Nous commençâmes par lui apprendre des techniques sophrologiques d'apaisement et d'endormissement. Deux séances suffirent pour qu'elle retrouve un excellent sommeil. Aller plus loin lui aurait sans doute permis de dénouer cette angoisse qui lui ôtait le sommeil quand elle portait un enfant…

La durée d'une thérapie dépend de l'objectif recherché, mais aussi des éventuelles résistances du patient. Quand le patient est prêt, alors il lâche prise et ses résistances tombent très rapidement ; la thérapie peut ainsi être très courte.

Sortir de l'émotionnel pour mettre en lumière les zones d'ombre

Donc, lorsqu'un patient se sent mal et qu'il vient me consulter, le plus souvent, il ne sait pas encore pourquoi. La première phase de la thérapie va consister à apaiser, à calmer les pensées et émotions négatives qui l'envahissent. Des émotions, telles que le stress excessif, les angoisses, les peurs, le sentiment d'impuissance, de dévalorisation, de solitude, etc… qui le dominent, handicapent sa vie quotidienne, parfois considérablement. Tant que ce patient est submergé par l'émotion, il ne peut y voir clair, il est coupé de ses capacités à réagir, à gérer sa vie, il se sent « dépassé par les évènements ». Il peut aussi penser « qu'il a tout ce qui lui faut pour être heureux », et cependant il ne l'est pas. Il vit les problèmes et les épreuves comme des injustices ou des fatalités ou des difficultés pesantes à résoudre. L'émotion peut être représentée comme une boule, une bulle ou un nuage épais. Lorsqu'on est « dans l'émotion », on est enfermé dans ce nuage épais, opaque, sans en avoir les clefs. Le nuage paraît immense, sans limites, et l'on n'a aucune possibilité de regarder clairement son problème, aucune visibilité ; on est dedans, on est sous sa dépendance. Il est très difficile d'en parler, de l'exprimer. Tout est bloqué. Il est donc impossible de réagir efficacement, de prendre une décision juste. Il faut nécessairement d'abord sortir du nuage, se positionner à l'extérieur pour pouvoir le regarder, voir ses limites et rendre à la situation qui a provoqué l'émotion sa juste dimension.

Le changement provoqué par l'émotion est vécu physiquement (manifestation de la joie, de la peur, du dégoût, de la colère...). Nous sommes poreux à l'émotion qui nous envahit, sensibles à tout ce qui nous entoure, à l'humeur des nôtres, au temps qu'il fait, aux changements de saisons, à la lune, à la qualité de l'air que nous respirons, à une bonne ou moins bonne nuit de sommeil, à chaque incident, à chaque événement. Certaines émotions sont très intenses. Le bonheur peut amener au stress, l'angoisse à l'extase, le rire aux larmes et les larmes au rire. Le sens figuré d'« émouvoir » couramment utilisé aujourd'hui est : troubler, porter à certains sentiments. L'émotion est liée à une sensation, agréable ou désagréable, considérée du point de vue affectif, et elle provoque une action (ou réaction).

Qu'est-ce qu'une émotion ? Cela mérite qu'on s'y attarde. On peut dire qu'une émotion est créatrice d'un changement d'état – émouvoir, étymologiquement, signifie mettre en mouvement – on voit bien là l'évidence du lien avec le corps. Le déclenchement émotionnel est quant à lui lié à un changement dans la manière de vivre une relation ou d'être en relation. C'est une clé du comportement. L'émotion est une décision avec l'énergie nécessaire à la mise en acte. L'émotion est donc le déclic ou le démarrage du moteur d'un acte, elle donne l'impulsion de départ. Si l'émotion nous envahit négativement, elle va nous entraîner vers un acte qui n'est pas le bon ou bloquer toute réaction. Selon H. Wallon, « l'émotion, quelle que soit sa nuance, a toujours pour condition fondamentale des variations dans le tonus des membres et de la vie organique » (Les origines du caractère de l'enfant). Pleurer ou rire franchement détendent et soulagent les tensions. L'émotion est reliée à notre physiologie. Ainsi, dans le langage populaire, elle change la couleur de la peau, rouge de colère ou de honte, vert ou bleu de peur, pâle d'envie…

Nos émotions sont constitutives de notre mental, elles conditionnent notre vision de la réalité. Dans la plupart des cas, quand l'émotion est intense, elle devient un obstacle à la prise de conscience et au passage à l'action, elle a un effet bloquant. Pourtant l'émotion est aussi révélatrice de potentiels inconnus : dans certains cas extrêmes, dignes des faits-divers, l'émotion provoque des actes spectaculaires, par exemple une maman qui arrache la portière verrouillée de sa voiture en feu pour sauver son bébé, révélant une force physique incroyable dont elle ne se serait jamais crue capable. Positive ou négative, l'émotion est significative : quelle situation ou événement provoque en nous des émotions ? Face à un même événement, dix personnes réagiront émotionnellement de dix façons différentes. Il est très connu des services de police que les témoins d'un braquage de banque donneront chacun une description très différente du braqueur, un grand blond et mince, un petit brun à cheveux longs, un roux barbu, un châtain moustachu, etc, Ces descriptions pourtant faites de bonne foi, sont dictées par l'émotion, la peur intense, et la résonnance sur une émotion semblable d'une situation passée. Les personnages décrits correspondent à ceux de la scène du passé, c'est-à-dire de la peur initiale. Pour quelles raisons réagissons-nous ainsi ? Quelles résonances avec notre histoire ? Et à quel degré d'intensité ? Par ailleurs n'aurions-nous pas tendance à confondre l'émotion avec la réalité ? Nous avons l'habitude de certaines émotions et nous avons une forte propension à rechercher inconsciemment et à créer les situations qui vont générer l'émotion attendue. En d'autres mots, nous gérons les situations en fonction de nos émotions et de nos habitudes. Nous interprétons les évènements et faisons nos choix, parmi l'infinité de solutions possibles, pour qu'ils correspondent à une émotion que nous connaissons et dont nous avons besoin, ou pour qu'ils correspondent à nos croyances. C'est un cercle vicieux.

Nos émotions renforcent nos croyances. Nous sommes attachés à nos croyances. Tant que nous n'en sommes pas conscients, nous ne cherchons pas la vérité, mais plutôt une sorte d'équilibre rassurant. Nous nous bâtissons ainsi un monde cohérent, et nous nous y accrochons de peur d'être déstabilisés, de perdre nos repères confortables. Nous construisons notre monde, notre environnement pour que celui-ci soit en accord avec nos croyances et nos illusions. Ce que nous croyons, entendons et voyons, devient notre réalité. Comme nous n'entendons et ne voyons pas tout, notamment ce que nous nous voulons pas entendre ni voir, ce qui ne correspond pas à nos schémas, nous nous construisons notre propre réalité plus ou moins illusoire, mais rassurante. Cela renforce encore nos croyances et nos illusions, les ancrent. L'idée du changement génère une instabilité émotionnelle, le plus souvent insupportable parce qu'ici surgit la peur de l'inconnu. C'est ce qui explique que nous préférons souvent supporter des enfers plutôt que de nous lancer dans l'inconnu, au risque d'être heureux. La peur de découvrir la vérité semble d'autant plus terrifiante. Pourtant, comme le dit Arnaud Desjardins, « ce n'est pas la vérité qui est douloureuse, c'est la perte de nos illusions ». Cette spirale nous éloigne de plus en plus de la réalité et donc de notre chemin.

Je me souviens de mon père qui a répété toute sa vie : « je suis né sous une mauvaise étoile ». Ainsi pleuvait-il systématiquement le week-end lorsqu'il entreprenait une promenade, ou encore les feux passaient-ils toujours au rouge lorsqu'il arrivait au croisement. Un jour où je l'accompagnais en voiture, j'ai réalisé qu'il ralentissait chaque fois qu'il voyait feu vert, ce qui lui permettait d'arriver au rouge et de justifier ainsi sa croyance ! De même les week-end de grand beau temps, il choisissait de s'enfermer dans son bureau pour travailler.

Les remèdes ou comment sortir de l'émotionnel

Sortir de l'émotion ne signifie pas anéantir celle-ci, car l'émotion est un constituant de ce que nous sommes. Elle fait partie des matériaux de construction de cet édifice que nous sommes aujourd'hui. L'émotion est présente dès notre venue au monde, peut-être même dès notre conception. Nous nous construisons sur nos mémoires et sur les émotions qui y sont liées. Nos mémoires déterminent nos émotions, nos émotions déterminent notre vision des évènements, et réciproquement notre vision renforce nos émotions. Et nos actes sont conditionnés ou orientés ou déterminés par tout cela.

Michel Odoul décrit dans son livre "Dis-moi où tu as mal, Je te dirai pourquoi" une vision taoïste très éclairante du Chemin de Vie de l'être humain : « nous avançons sur ce chemin en utilisant un véhicule particulier qui est notre corps physique... Nous sommes comme une charrette, une Calèche qui représente notre corps physique et qui circule sur un chemin qui symbolise la vie ou plutôt le Chemin de Vie... Le chemin sur lequel circule la Calèche est un chemin de terre. Comme tous les chemins de terre, il comporte des "nids-de-poule", des trous, des bosses, des cailloux, des ornières et des fosses de chaque côté. Les trous, les bosses et les cailloux sont les difficultés, les heurts de la vie. Les ornières sont des schémas déjà existants que nous reprenons des autres et que nous reproduisons. Les fosses, plus ou moins profondes, représentent les règles, les limites à ne pas franchir sous peine d'accident. Ce chemin comporte parfois des virages qui empêchent la visibilité ou traversent parfois des zones de brume et des orages. Ce sont toutes ces phases de notre vie où nous sommes "dans le brouillard", où nous avons de la difficulté à voir clair ou à pouvoir anticiper car nous ne pouvons pas "voir devant". Cette calèche est tirée par deux chevaux, un Blanc (Yang) qui est à gauche et un Noir (Yin) qui est à droite. Ces chevaux symbolisent les émotions, ce qui nous montre à quel point ce sont elles qui nous tirent, voire nous mènent dans la vie. La Calèche est conduite par une Cocher qui représente notre mental, notre Conscient. Elle possède quatre roues, deux devant (les bras) et deux derrière (les jambes), qui portent et transportent la charge ... À l'intérieur de la Calèche, il y a un passager que l'on ne voit pas. Il s'agit du Maître ou Guide Intérieur de chacun de nous, de notre Non-Conscient, de notre Conscience Holographique. Les chrétiens l'appellent "l'Ange Gardien"." En apparence, notre vie est dirigée par le Cocher, mais c'est le passager qui donne la direction ou la destination. Il est facile de comprendre que si cet attelage fonctionne dans l'harmonie entre ses divers intervenants, il avancera en souplesse et en suivant le bon chemin. Le Cocher, qui est notre mental, conduit donc la Calèche. De la qualité de sa vigilance et de sa conduite (ferme mais en douceur) vont dépendre la qualité et confort du voyage (existence). S'il brutalise les chevaux (émotions) et les brime, ceux-ci vont s'énerver et s'emballer à un moment donné et risquer de conduire la Calèche à l'accident, de la même manière que nos émotions nous conduisent parfois à des actes déraisonnables voire dangereux. Si le conducteur est trop relâché, s'il manque de vigilance, l'attelage va passer dans les ornières (reproduction des schémas parentaux, par exemple) et nous suivrons alors les traces des autres, en courant le risque d'aller dans le fossé comme eux s'ils l'ont fait... Le Cocher ne saura pas non plus éviter les trous, les bosses, les nids-de-poule (coups, erreurs de la vie) et le voyage sera très inconfortable pour la Calèche, le Cocher et le Maître ou Guide Intérieur. S'il s'endort ou ne tient pas les rênes, ce seront alors les chevaux (émotions) qui dirigeront la Calèche... Lorsque le Cocher conduit trop vite, force trop, comme nous le faisons parfois, ou si les chevaux s'emballent, c'est le fossé, l'accident qui arrête plus ou moins violemment tout l'attelage et avec plus ou moins de dégâts (accidents et traumatismes). »

Si l'émotion a des conséquences directes sur le corps, en modifiant les rythmes de l'organisme, (rythme cardiaque, rythme respiratoire, tension artérielle, tension musculaire, digestion…), nous avons la possibilité de calmer l'émotion et de détendre les muscles en jouant sur notre respiration, ce qui a pour conséquence d'apaiser les tensions problématiques. Voilà pourquoi les techniques de sophrologie sont ici très efficaces : relaxation, détente musculaire et détente mentale, présence aux sensations du corps, au schéma corporel, concentration, respiration abdominale, orientation positive de la pensée et techniques spécifiques de sophrothérapie.

C'est lorsque le corps a reconnu les sensations et sentiments négatifs installés et cachés là depuis parfois très longtemps qu'il commence à y avoir guérison. Ce qui veut dire que le passé reste le passé, mais qu'il est possible de libérer la charge émotionnelle négative liée au vécu ancien et d'amoindrir l'effet perturbant de ce traumatisme dans la vie actuelle. Le patient se rend compte a posteriori que les situations qu'il n'arrivait pas à vivre bien jusqu'alors se décoincent et qu'il les traverse harmonieusement. Par exemple, Gustave ne pouvait pas parler en public, il devenait rouge, oubliait ce qu'il devait dire, paniquait. Le travail en sophrothérapie lui a redonné suffisamment confiance pour l'amener à ce que son corps accepte de laisser tomber les défenses qu'il avait mises en place pour cacher une vieille blessure (jugement/condamnation, interdit ou manque de confiance) toujours à vif, et la soigner, lui permettre de cicatriser. Il a pris conscience de cette guérison après avoir pris la parole en public et constaté qu'il l'avait fait très naturellement, sans difficulté. La guérison apporte l'arrêt de l'interférence négative dans la vie.

Beaucoup de mes patients arrivent dans mon cabinet de sophrothérapie en m'annonçant qu'ils avaient « fait » trois, sept, dix, voire quinze ans de psychanalyse, mais qu'ils « vivaient » toujours aussi mal, éprouvaient toujours des difficultés à vivre certaines situations, ou qu'ils se heurtaient encore aux mêmes problèmes, et surtout que leur corps était en souffrance… Certes, ils avaient analysé les mécanismes générateurs de leurs difficultés, ils avaient démêlé des écheveaux, diminué leurs angoisses et réglé dans leur tête nombre de problèmes. Cependant le mal-être persistait. Pourquoi ? J'en avais déduit que, pour certaines personnes, la psychanalyse n'était pas suffisamment « thérapeutique », que les prises de conscience qu'elle provoquait, restaient purement mentales, et coupées du corps. Si la prise de conscience reste au niveau de la « tête », c'est-à-dire au niveau de la pensée, dans la sphère de l'intellect, cela ne suffit pas. Il est nécessaire d'incarner, de faire descendre dans le corps cette prise de conscience. C'est lorsqu'on la ressent dans ses cellules que le corps accepte lui aussi le changement provoqué par la prise de conscience. Le langage du mental employé lors d'une psychanalyse est la parole. La compréhension intellectuelle d'une souffrance et le constat de sa persistance aggravent la faille entre deux parties du patient, sa tête et son corps. Quand la psychanalyse se limite à rechercher le pourquoi du passé et oublie le pourquoi de l'avenir, quand elle s'adresse uniquement à « la tête » en oubliant les autres dimensions de l'être, elle ne remplit pas son rôle. Ainsi Béatrice avait compris grâce à une psychanalyse que ses comportements actuels douloureux et destructeurs étaient une conséquence de son anorexie, plus ou moins bien guérie vers 17-18 ans. Mais elle en subissait toujours aujourd'hui les effets. L'analyse était claire, mais la réalité de son vécu n'était pas modifiée, elle empirait. La guérison ne pouvait pas se faire puisque le corps souffrant n'avait pas été pris en compte. Sa seule issue fut de se glorifier de ses comportements destructeurs qui la détruisait et détruisait son entourage. Elle n'envisageait même pas pouvoir être soignée et restait donc dans ses blocages. Grâce à la prise en compte de son corps, elle a pu retrouver une harmonie.

La pratique de la sophrologie ou de la sophrothérapie améliore le quotidien. Lorsque les informations retrouvées dans les mémoires sont apaisées ou réparées au niveau du corps, mais ne sont pas encore prises en compte par la conscience, il y a concrètement mieux-être, sans que l'on comprenne pourquoi. Il y a évolution mais pas de réelle transformation. Mais ce n'est qu'une fois que le corps est réparé que l'analyse peut intervenir pour mettre des mots et ainsi rentrer dans la conscience. Le travail de sophrothérapie doit alors permettre, en partant du corps pour remonter vers la « tête », de réparer les failles, les coupures entre tête et corps, de créer une connexion harmonieuse entre les deux. Ainsi les éléments réparés remontent à la conscience, et les éléments mis en lumière descendent s'inscrire dans la matière, s'incarner dans le corps. Là, l'évolution véritable commence. Le but est de dénouer les nœuds, d'ouvrir les portes des cages, d'éviter les pièges illusoires, de délier les liens, de respirer et de retrouver la vie en soi.

En état de relaxation, le patient peut toujours comprendre les paroles du sophrologue et les suivre sans être censuré par son mental assoupi. Il peut alors se remémorer des évènements ou faire remonter des émotions qu'il croyait avoir oubliés, et ce d'autant plus facilement qu'ils apparaissent en premier lieu sous une forme symbolique. S'ils sont plus ou moins traumatisants, il peut les contempler avec le détachement induit par la relaxation profonde et ainsi affaiblir leur énergie destructrice. Au fil des séances, la répétition de ce processus évacuera petit à petit la charge émotionnelle de ces souvenirs qui ne garderont plus que leur aspect anecdotique. Si ces évènements ou ces émotions sont agréables, il les redécouvre avec reconnaissance et s'en trouve enrichi d'une énergie nouvelle malgré le détachement qu'il a atteint.

Je constatais donc que la méthode que j'employais permettait à mes patients, et c'est un bon début, de concrètement vivre mieux leur quotidien, de vivre plus facilement des situations qui leur étaient a priori insurmontables, avant même de comprendre pourquoi ils allaient mieux. Ils étaient souvent surpris de constater a posteriori que telle situation, d'habitude compliquée ou douloureuse, s'était déroulée très facilement et positivement. Les patients qui avaient pratiqué une psychanalyse ou une psychothérapie évidemment faisaient le lien rapidement. Or, nous l'avons dit, la sophrothérapie a pour principe d'écarter le mental momentanément, de le mettre de côté pour laisser la parole au corps. Si on éloigne les pensées, ce que permet la relaxation, on libère un espace pour écouter une autre parole, celle du corps, on l'autorise à s'exprimer. S'exprimer par le corps est une première étape pour accéder à l'écoute. Cela permet dans un premier temps d'évacuer les tourments présents et de créer un état ou un espace dans lequel la perception a sa place. L'individu peut à son tour s'exprimer pleinement.

Ensuite l'idée est de rassembler corps et esprit, de retrouver cette unité, de créer un canal qui permettra la descente de ce qui se passe dans l'intellect, les prises de conscience, jusque dans le corps (inscription dans les cellules), et/ou de faire remonter ce qui se passe ou se transforme dans le corps (au cours d'un travail de visualisation par exemple) pour que ce soit mis en lumière au niveau de l'intellect, c'est-à-dire qu'il y ait prise de conscience (inscription dans le mental).

La réalisation de son être ne dépend pas de règles de morale ou d'un système de valeurs. Il faut donc s'en déconditionner. Se déconditionner ne veut pas dire tout rejeter systématiquement et définitivement, mais prendre une distance qui peut être ressentie comme un rejet provisoire, pour ultérieurement réintégrer ou non certains éléments ou valeurs en étant pleinement conscients qu'ils nous correspondent vraiment. La réalisation relève de la véritable nature primordiale de l'être. C'est une notion qui échappe à notre entendement puisque nous vivons dans une civilisation de l'espace-temps et du rationnel. Cela ne peut être appréhendé que lorsque nous émergeons de ces conditionnements, que nous nous en extrayons, pour aller vers notre être.

Comprendre les raisons ou l'origine de ses blocages et de ses peurs est indispensable, les mettre en lumière permet de s'en détacher. La connexion au corps est nécessaire pour amener au-delà d'une simple analyse intellectuelle, et permettre une véritable guérison. Distinguer entre « prendre conscience », c'est-à-dire aller extraire l'information de là où elle est, inscrite dans le cerveau limbique, et « comprendre, analyser, réfléchir ». Prendre conscience, élargir sa conscience, c'est être relié à soi, découvrir ce qui est inscrit dans sa corporalité. Par exemple, une capacité nouvelle qui a émergé, ou une guérison, une situation qui était mal vécue ou difficile à vivre et qui aujourd'hui se passe bien. C'est un constat, ce n'est pas l'analyse. Celle-ci peut suivre la prise de conscience par un processus de réflexion.

Christiane Singer, dans l'introduction de son livre « Où cours-tu, ? ne sais-tu pas que le ciel est en toi ? ou Du bon usage des crises » décrit une phase de sa vie où tout allait mal…. et dit « … à un moment c'était trop, je me suis arrêtée, je me suis assise sur une chaise au milieu de mon désastre et j'ai contemplé mon désastre ». A partir de là, de cette acceptation, tout peut changer.

En conclusion, la thérapie amène, après avoir négocié avec les émotions, à modifier sa vision de la réalité pour la dégager des filtres et des opacités, et l'élargir pour mieux approcher la réalité. Ainsi s'ouvre la porte qui mène à la reconstruction, à la guérison. Le processus consiste à partir à la découverte de soi, de ses structures, puis à leur conquête, puis à se transformer, c'est-à-dire transformer son existence par la modification de ses structures internes.

Chapitre III

EN CHEMIN DANS LA FORET DE LA CONSCIENCE

« Je t'ai placé, tu te définis toi-même. Je t'ai placé au milieu du monde, afin que tu puisses mieux contempler ce que contient le monde. Je ne t'ai fait ni céleste, ni terrestre, ni mortel, ni immortel, afin que, de toi-même librement, à la façon d'un bon peintre ou d'un sculpteur habile, tu achèves ta propre forme ; tu peux descendre jusqu'au niveau de la bête et tu peux t'élever jusqu'à devenir un être divin. En venant au monde, les animaux ont reçu tout ce qu'il leur faut, et les esprits d'un ordre supérieur sont dès le principe, ou du moins bientôt après leur formation, ce qu'ils doivent être et rester dans l'éternité. Toi seul tu peux grandir et te développer comme tu le veux, tu as en toi les germes de la vie sous toutes ses formes », Pic de La Mirandole (1463 – 1494), Oratio de dignitate hominis, traduction de Marguerite Yourcenar.

« Aucun problème ne peut être résolu sans changer le niveau de conscience qui l'a engendré »,
Albert Einstein

« On ne se débarrasse pas d'une habitude en la flanquant par la fenêtre, il faut lui faire descendre l'escalier marche par marche »,
Marc Twain

« On doit faire attention à son corps pour que la conscience demeure »,
Satipatthana Sutta

Je voudrais montrer ici ce qui fait obstacle à la prise de conscience, puis comment la sophrologie intervient dans le processus de découverte de soi et de dévoilement de cette conscience.

1 - Mais d'abord, qu'est-ce que la conscience ?

Les définitions de la conscience ont évolué au fil des siècles et des pensées philosophiques. Le premier sens était la valeur morale, la connaissance du bien et du mal que l'on retrouve dans les locutions « avoir bonne conscience », « en leur âme et conscience ». Au XVIIe siècle, conscience devient un concept philosophique et prend le sens de faculté qu'a l'homme d'appréhender sa propre réalité, donc « d'être conscient ». Karl Jaspers, psychiatre et philosophe (1883 -1969) définit ainsi la conscience, c'est « la connaissance réfléchie ou intuitive que nous avons de nous-mêmes et de l'environnement : elle implique la capacité de synthèse des perceptions transmises par l'extérieur et qui forment la trame de notre vie psychique ; elle déborde largement la notion de vigilance ; elle concerne la totalité de la vie psychique à un moment déterminé ».

Pour Sigmund Freud, la conscience n'est que ce qui est connu de soi-même, le reste étant inconscient. C'est donc le pouvoir d'investigation d'un être sur son monde intérieur et sur le monde extérieur.

Aujourd'hui la science s'en préoccupe de plus en plus, notamment en raison des considérables découvertes dans le domaine neurophysiologique et dans le fonctionnement du cerveau, etc. En physique quantique, « la conscience crée la réalité ». Parmi les tenants d'une réalité créée par l'observation, quelques-uns soutiennent que seul un appareil doué de conscience (vous et moi) a le privilège de créer la réalité. Le seul observateur qui compte est l'observateur conscient. « Il est impossible de formuler les lois de la mécanique quantique d'une manière pleinement cohérente sans faire référence à la conscience… Il est un fait marquant que, quelle que soit l'orientation que prendra le développement des futurs concepts, l'étude même du monde extérieur nous conduira à la conclusion que le contenu de la conscience est l'ultime réalité ». Extrait du livre de Nick Hebert, Quantum Reality : Beyond the News Physics, cité par Albert Low (in Créer la conscience). Le biologiste Ruppert Sheldrake met en évidence les champs morphogénétiques ou champs morphiques, régions d'influence non matérielles s'étendant dans l'espace et se prolongeant dans le temps qui contiendraient de l'énergie sans être constitués de matière (atome, électrons, etc.). Ces champs seraient déterminants dans le comportement des êtres vivants qui hériteraient d'habitudes de l'espèce par « résonance morphique ». Quand un système organisé particulier cesse d'exister - lorsqu'un atome est désintégré, qu'un flocon de neige fond ou qu'un animal meurt - son champ organisateur disparaît du lieu spécifique où existait le système. Mais dans un autre sens, les champs morphiques ne disparaissent pas, ce sont des schèmes (des logiciels sans supports) d'influence, organisateurs potentiels, susceptibles de se manifester à nouveau, en d'autres temps, en d'autres lieux, partout où et à chaque fois que les conditions physiques seront appropriées. Quand c'est le cas, ils renferment une mémoire de leurs existences physiques antérieures. Le processus par lequel le passé devient présent au sein de champs morphiques est nommé résonance morphique. La résonance morphique implique la transmission d'influences causales formatives à travers l'espace et le temps. Les champs morphogénétiques contiendraient une mémoire inhérente acquise par un processus de résonance morphique, composant la mémoire collective de chaque espèce (idée émise déjà par le psychanalyste suisse Carl Gustav Jung). Ainsi, le cerveau, trop petit pour contenir la mémoire, ne serait pas un organe de stockage, mais un organe de liaison avec la banque de données du champ morphogénétique dans laquelle se mêlent passé, présent et futur. Ne serait-ce pas des champs de conscience ? Notre corps, ce complexe ordinateur biologique intelligent, ne serait-il pas le véhicule de la conscience. La conscience du corps humain réagit pour que nos besoins vitaux soient satisfaits. Notre système immunitaire, par exemple, analyse en permanence les déséquilibres, les menaces, et décide et agit en fonction de cette analyse. Nous n'avons pas besoin de lui demander de faire ceci ou cela. Il sait.

Nassim Haramein, Directeur de recherche de la Fondation Project Resonance, travaille sur la théorie des développements continuels dans le champ unifié. Pour lui, nous vivons dans un champ électromagnétique où se situe l'information. « La conscience est le moyen par lequel nous exprimons la réalité. Plus techniquement la conscience est la connaissance de soi obtenue naturellement grâce au feed-back d'un réseau d'information suffisamment complexe ». Le corps est en relation avec la conscience (ce qui change totalement la vision que nous pouvons avoir si nous pensons que nous avons une conscience indépendante de l'univers). L'être humain fonctionne comme une antenne de l'univers, c'est un transmetteur et un récepteur avec le champ d'information. C'est par un effet de résonance que l'être humain capte l'information, comme une radio (les anciennes radios dont on tournait le bouton pour capter une station). Notre « bouton », c'est notre état émotionnel, qui dicte nos systèmes biologiques (fréquence du cœur, fréquence des fluides qui passent par le cerveau…). Cela fait qu'on est plus ou moins en résonance. Notre état émotionnel fait qu'on se connecte à telle ou telle facette de notre conscience. Nous ne sommes pas isolés dans notre petit cerveau, nous sommes connectés au tout qu'est l'univers. La source de la conscience serait donc ce champ électromagnétique, le champ de Planck.

Etymologiquement, Conscience vient du latin « Conscientia », soit « scientia » qui signifie connaissance et « cum » qui accompagne, au sens propre « savoir en commun ». Être conscient, c'est agir, sentir, ou penser, et savoir qu'on agit, sent, ou pense. On n'est pas si loin du « Connais toi toi-même » de Socrate pour qui la philosophie est une entreprise qui nous enjoint à prendre conscience de nos préjugés, et par là, à pouvoir mieux nous connaître, nous et le monde qui nous entoure. Philosopher, c'est prendre conscience de ... afin de se rendre maître de soi.

Dans le Petit Larousse Illustré 1980, la conscience est définie par

1) la Perception plus ou moins claire des phénomènes qui nous renseignent sur notre propre existence

2) le Sentiment qui fait que l'on porte un jugement moral sur ce qu'on fait

Dans les langues dérivées du latin comme le français, il n'y a qu'un seul terme pour exprimer la connaissance et la valeur de nos actions (conscience morale). Dès lors, ce terme prête à confusion. La langue anglaise supprime cette ambiguïté en utilisant deux termes : *consciousness* pour la conscience psychologique et *conscience* pour la conscience morale. La langue allemande différencie aussi ces deux notions : *bewusstein* (conscience psychologique) et *gewissen* (conscience morale).

La conscience en sophrologie est une énergie, une force permettant l'intégration de toutes nos expériences. Elle est dynamique, en perpétuelle évolution. Chaque expérience vécue l'enrichit et la développe. Selon le Pr Caycedo, la conscience humaine est voilée. Notre vie est surtout orientée vers le monde extérieur, et notre vie intérieure est devenue une inconnue. L'existence est dirigée par nos conditionnements, automatismes ou instincts. C'est seulement grâce à une méthode d'entraînement à caractère contemplatif et méditatif que peut se produire le « dévoilement » de notre conscience. Il définit celle-ci comme « la force responsable de l'intégration de toutes les structures de l'existence de l'être ». « Il ne s'agit pas seulement de prendre conscience d'une réalité externe ou interne, il s'agit d'une force de cohésion qui intègre le corps, l'esprit, ainsi que toutes les structures responsables de l'existence de l'être humain ».

Il y a des matins où le réveil sonne, où l'on saute de son lit, on se jette sous une douche et on avale un café brûlant avant de courir au travail en pensant à ce qui nous attend dans la journée ou en rêvant déjà du week-end. La journée continue ainsi en mode automatique. Mais on peut concevoir d'autres matins où l'on prend le petit temps qu'il faut pour se connecter à soi. Et là tout est différent, même si le rituel est identique. Cette différence, c'est la conscience, la présence à soi.

Sans cette présence, notre état quel qu'il soit, s'impose, nous le subissons. Le jour où nous commençons à « rentrer en nous », nous pouvons constater ce que nous sentons et ressentons, nous pouvons observer nos émotions, découvrir ce qui nous anime. Nous pourrions alors faire connaissance de nous-même, sans jugement, sans comparaison, sans préjugés ou a priori. Nous pourrions ainsi nous accepter tels que nous sommes. Dès lors, une porte s'ouvrirait pour nous offrir l'opportunité de dialoguer et de négocier avec nous-même.

L'éveil de la conscience passe par la connaissance de soi. Si la conscience émerge déjà au cours de la thérapie, il serait dommage de s'arrêter en si bon chemin. La sophrologie pourrait être le véhicule d'une grande aventure, partir à la découverte de ses territoires, en voyageant léger, avec l'idée de continuer de se décharger progressivement des éléments inutiles comme les illusions et les handicaps, et révéler nos conditionnements et nos formatages encore enfouis... Découvrir ses conditionnements permet de prendre conscience de l'impact qu'ils avaient dans nos habitudes comportementales, de s'en libérer si cet impact était négatif, et de le renforcer s'il était positif, par une plus grande présence. Ces éléments font bien sûr partie de notre construction et nous fondent, mais dans le même temps certains d'entre eux nous limitent, nous sclérosent, nous entravent ou nous manipulent, alors que d'autres sont en accord avec nos valeurs profondes, même s'ils étaient vécus de façon automatique, non consciente. Penser et agir en conscience renforce la qualité de présence à soi et à ce qui nous entoure. Nous développons ainsi notre regard sur la nature. Nous pouvons alors vivre la beauté d'une fleur qui s'ouvre, constater ce que nous ressentons en l'admirant, en respirant son délicat parfum. Sans conscience la fleur n'existe pas puisque nous ne la voyons même pas.

2 – Les obstacles à l'élargissement de la conscience

Pendant la période de croissance de l'enfant, donc de construction du cerveau, se développent des réseaux neuronaux entre les zones cérébrales majeures qui déterminent des modes de pensée, des habitudes, des réflexes et des automatismes de comportement. C'est là, et nous ne le savons pas. Ces conditionnements nous emplissent de certitudes rassurantes qui, si elles ne sont pas en accord avec notre vrai soi, génèrent des blocages et des peurs.

Je ne vais pas faire ici la liste exhaustive de tous les conditionnements possibles, ce qui serait une tentative insurmontable, mais en présenter quelques exemples, classés en trois parties, en commençant par la personne que j'ai appelée « soi », puis son environnement, et enfin son héritage.

a) Soi :

« Il conviendrait de ne pas agir et parler comme si on dormait »,
Héraclite

Les endormis, c'est-à-dire les individus qui ne sont pas conscients, reproduisent les mêmes schémas de vie et répètent encore et encore les mêmes erreurs. Ils passent et repassent « par les mêmes cycles d'expériences, de désirs, de stratégies, d'actions, de réactions, de frustrations, de regrets et, pendant tout ce temps, de souffrance », commente Jean Bouchart d'Orval.

Toute évolution passe par une prise de conscience. En matière de conscience, seule compte l'expérience personnelle. Les parents répètent souvent à leurs jeunes enfants : « ne mets pas ta main sur le feu, tu vas te brûler » ; pourtant le jour où l'enfant se brûle, il expérimente dans sa chair la brûlure… Il devient dès lors inutile de répéter encore l'information. L'enfant sait vraiment. Il est conscient. Il en sera de même toute sa vie, l'expérience est plus marquante que les mots.

Comme nous l'avons vu précédemment, la première étape est la phase la plus thérapeutique, qui consiste à gérer la crise, à sortir de l'émotionnel pour mettre en lumière ce qui est et commencer à résoudre les problèmes au fur et à mesure qu'on les découvre. Quand on a compris, par exemple que les émotions étaient une addiction, on commence à entr'apercevoir l'étendue des conséquences. Le philosophe anglais David Hume avait déjà mis en évidence au XVIIIè siècle, l'importance de nos sensations, origines de nos perceptions, de nos émotions, desquelles découlent nos idées et nos pensées. Nous gérons les situations en fonction de nos émotions comme de nos habitudes. Nous faisons nos choix, parmi l'infinité de possibles, pour qu'ils correspondent à une certaine émotion que nous connaissons et dont nous avons besoin. Par exemple, il est bien connu que les enfants battus deviennent des parents violents ou épousent des conjoints violents. Nous sommes conditionnés et ce conditionnement intervient très activement dans ce que nous vivons, à tel point qu'en général nous ne voyons que « notre » solution, nous sommes aveugles des autres possibles.

Nous sommes conditionnés par notre mental, avec tous ses schémas, ses savoirs, ses jugements, ses peurs, ses automatismes, son histoire et son passé, piégés par le flot des pensées auxquelles nous nous identifions. C'est certainement une de nos plus grosses illusions. Or Il n'y a pas de liberté dans cette agitation mentale.

Nous sommes enfermés dans nos jugements. Notre mental juge en mode automatique. Or le fait de juger, de critiquer, nous enferme. Nous perdons notre sensibilité et nous nous coupons de tout élargissement de conscience, de toute évolution. Nos jugements ne sont fondés que sur des fragments d'une situation. Ils sont donc généralement faussés, mais ils rassurent notre mental qui n'aime pas les incertitudes. Nous avons tendance par exemple à placer dans une catégorie chaque personne que nous rencontrons. C'est tellement confortable ! Les jugements empêchent de voir qui est réellement cette personne. Combien de parents pensent connaître leurs enfants, parce que ce sont justement leurs enfants. Ils les jugent d'après leurs propres schémas et leurs propres attentes et se privent ainsi de faire leur connaissance, de les découvrir. Si nous considérions nos enfants, notre conjoint comme des étrangers, nous pourrions alors nous émerveiller de ce qu'ils sont et de qui ils sont. La première des recommandations quant à l'attitude à avoir en sophrologie est de mettre de côté les jugements pour autoriser le dévoilement.

Nous sommes confrontés à nos peurs : peur de l'inconnu, peur de perdre le contrôle. La société nous fait croire que nous contrôlons notre vie, c'est une illusion. Le contrôle donne l'illusion de la sécurité totale. Lâcher le contrôle fait se confronter à la peur de l'inconnu. Souvent nos peurs nous empêchent d'accepter la situation telle qu'elle est. C'est le piège qui fait obstacle à la guérison. La perspective d'abandonner les repères du monde habituel est tellement terrifiante que le premier réflexe consiste à vouloir sauvegarder ce que nous savons, quitte à modifier notre regard pour qu'il s'accorde avec ce que nous savons. Quand nous sommes dans notre « vraie » vie, il n'y a plus besoin de contrôle. Nous entrons dans le lâcher-prise. Il faut avoir un esprit libre pour accepter de voir autrement, de quitter ce à quoi l'on croyait pour se découvrir, vierge de toute image, de toute mémoire, de tout savoir. Ou plutôt s'il n'est pas nécessaire d'être un génie d'exception, il est en revanche indispensable d'être vraiment motivé et courageux. C'est alors que la sophrologie apprend à mettre entre parenthèses nos conditionnements, nos croyances et à accepter de vivre chaque expérience « comme si c'était la première fois », donc avec une virginité du regard.

Nous jouons la plupart du temps des rôles. Le problème est que nous nous identifions à ces rôles et cela nous piège. A la question « qui êtes-vous ? », nous répondons : je suis médecin ou ingénieur, chômeur ou autre, je suis marié, je suis mère de deux enfants, je suis malade, je suis le fils de… Nous nous enfermons nous-même dans ces rôles que la société nous attribue ou que nous désirons pour exister dans la société. De même posséder sa voiture, sa maison, son chien, ses enfants, nous poussent à posséder plus, à paraître, renforçant notre illusion d'exister et cela développe notre ego. L'ego serait ici la représentation fausse, donc illusoire, qu'un individu se fait de lui-même et à laquelle il s'identifie. Cette représentation se construit de souvenirs, d'expériences, de comment nous les avons vécus. Cette image crée une fausse personnalité. Elle fait écran à la vraie nature de l'homme. Dès lors il se crée un décalage ou une confusion entre la fausse personnalité ou ego et sa vraie nature. Cela produit une illusion qui prive ceux qui en sont prisonniers d'une vraie liberté et les enchaîne à des schémas de souffrance (égocentrisme, orgueil, vanité, amour-propre, perception erronée du monde). Eckart Tollé dit « L'origine des actions entreprises par le soi égocentrique est soit le désir avec le besoin d'avoir plus, soit la peur avec le besoin de protéger le moi ». Cela amène des confusions avec notre sens du soi, notre identité. « Le soi créé par le mental vit dans le temps. C'est le passé qui lui donne son identité et c'est le futur qui détient la possibilité de son accomplissement ». Le moment présent est redouté par l'ego. Le chemin vers soi demande une grande humilité. L'ego est un obstacle parfois infranchissable. La peur de se perdre ou d'être trop déstabilisé empêche qu'on accepte de lâcher prise sur ses croyances. Or, nos croyances voilent notre vision et fixent notre regard. Elles empêchent de découvrir d'autres façons de penser, de faire, de vivre, de se couler dans le flux de la vie. Elles enferment dans un schéma qui dirige tout notre vie tant que nous n'en prenons pas conscience.

b) L'environnement

Le simple fait de naître à tel moment, dans telle civilisation, telle société, tel environnement, dans une culture donnée, dans un schéma de pensées, nous met des « lunettes colorées » qui transforment notre vision de la réalité, et pas seulement à cause de l'inconscient collectif. Naître au milieu des philosophes grecs, écouter leurs paroles, ou naître aujourd'hui, assailli par les tonnes d'informations que reçoit notre cerveau, branché sur internet, un téléphone portable dans une oreille, l'écran de télévision allumé, n'interfèrent évidemment pas de la même façon sur l'individu. Naître sous les cocotiers d'Hawaï ou en Syrie occupée par Daesh, détermine un nombre considérable de conditionnements très divers, mais tout aussi présents.

Notre éducation familiale, scolaire, sociale, politique, scientifique, religieuse est viscéralement « formatante ». Nous sommes pris dans les rouages d'un engrenage. À cela s'ajoute éventuellement la valise au contenu mystérieux avec laquelle nous naissons, héritage trans-génétique et transgénéalogique. Tous ces conditionnements créent en nous un réseau d'illusions que nous avons intégrées comme des certitudes ou des acquits. Il est impossible de les contester sans transgresser la loi, la volonté du père, le dogme, etc. En revanche le seul moyen de les remettre en question est d'en prendre conscience. Peu à peu, il nous est possible de retirer « nos habits d'emprunt » qui déforment et limitent notre vision du monde, et nous dégager progressivement de nos conditionnements. S'en dégager ne veut pas dire rejeter toute forme d'éducation ou d'initiation, ce n'est pas se rebeller contre un système, c'est simplement prendre suffisamment de distance pour pouvoir discerner ce qui nous anime de ce qui nous entrave.

L'inconscient collectif est l'ensemble des idées, pensées, émotions, fonctionnements, etc… qui prévalent à une époque donnée, dans une civilisation donnée, et qui vont influencer chaque enfant qui naît à ce moment-là. Ces conditionnements socio-politiques, religieux, culturels, les croyances de l'inconscient collectif tendent à nous formater. De cela nous ne sommes pas conscients de façon innée, mais ces conditionnements vont plus ou moins interférer sur le courant de notre vie. La religion par exemple, ou un courant politique ou une philosophie imprègnent une époque et créent un bain dans lequel naît et se développe chaque individu, lui inculquant des façons de penser et de se comporter.

Prendre conscience des conditionnements du collectif permet de les identifier et de s'en séparer, soit définitivement s'ils ne correspondent pas à ce qu'on est vraiment, soit de les réintégrer ultérieurement mais différemment, plus intensément et en toute conscience.

Ces conditionnements sont agissants jusque dans notre fonctionnement biologique. Prenons l'exemple de la respiration : si vous demandez à un groupe de personnes composé d'orientaux et d'occidentaux de respirer profondément, les occidentaux vont spontanément commencer par inspirer, les orientaux vont expirer. En temps normal, sans effort particulier, nous n'utilisons qu'une partie de notre capacité respiratoire (souvent la zone autour du plexus solaire). Les alvéoles pulmonaires non sollicitées par la respiration restent plutôt pleines. Or il est difficile de remplir un récipient qui est déjà plein. Donc si nous voulons respirer plus profondément, c'est-à-dire en utilisant un plus grand espace respiratoire, il serait logique de commencer par vider l'air stagnant dans les alvéoles, donc par expirer. En Occident, les personnes qui, sous le coup d'une émotion, ont une respiration courte, proche de la suffocation, peinent à la calmer si elles essaient d'inspirer davantage. Cela peut augmenter le stress et la sensation de suffocation. Elles devraient alors se concentrer sur l'expiration pour vider le plus possible les poumons, et faciliter l'inspiration suivante. Cela amène immédiatement un apaisement.

La société, l'éducation, la science, les pouvoirs politiques et religieux imposent des modèles et des images, et créent, pour que le plus grand nombre y adhère, des structures davantage faites pour formater l'individu que pour favoriser son épanouissement personnel, ils engendrent des « assistés », des victimes et non des responsables. B Vergely : « Les dictatures du XXè siècle ont imposé un moule, une norme pour conformer les individus à un modèle. En forgeant l'image d'une humanité déviée qu'il fallait ramener dans le droit chemin, elles se sont donné la justification dont elles avaient besoin pour pouvoir imposer le modèle d'un individu type et réduire ainsi l'humanité à ce modèle ». Devenir responsable et libre d'être soi, se dégager de ses habitudes illusoirement sécurisantes, devient un travail particulièrement ardu. Nous naissons empêtrés dans un réseau de normes, c'est-à-dire de pensées inculquées, qui vont être intégrées dès le plus jeune âge comme des éléments naturels, évidents, comme des vérités, et qui, même si elles ont été inspirées par les meilleures intentions du monde, vont formater chacun d'entre nous, encombrant le chemin de son épanouissement. Il n'y a que le résultat qui compte » est une phrase récurrente qui nous conditionne à vivre dans l'attente, à vivre en décalage avec le moment présent, à se comparer et souvent à être déçu de ne pas être arrivé au bon résultat, accroissant le stress et les sentiments de dévalorisation et d'insatisfaction, donc de perte de confiance. Chercher à atteindre des objectifs nous empêche de vivre l'essentiel, le chemin. Les normes vont nous donner une image de ce que nous devons être pour être intégré dans notre époque et dans la société dans laquelle nous vivons, sans se soucier de notre bonheur. Cette image peut convenir à certains d'entre nous, et pas du tout à d'autres.

L'illusion la plus générale est sans doute que l'apparence, le paraître, est aujourd'hui plus important que l'être. On ne se préoccupe plus de savoir d'un vieux monsieur s'il est sage, mais s'il est « en forme », encore jeune, voire sexy. La vieillesse, la différence, l'inconfort dérangent, brouillent l'image parfaite. Il faut dès lors, soit la cacher, soit en réparer l'apparence. On comprend que l'industrie et le marché soient au service de cette problématique, jusqu'à la médecine elle-même qui souvent préfère jeter des écrans chimiques devant les problèmes psychologiques, comme en témoigne l'énorme marché des antidépresseurs, ou orienter sa recherche vers le confort et l'apparence, comme en témoigne l'incroyable prolifération des cliniques de chirurgie esthétique.

Mais il serait fou de penser que ce voyage puisse être confortable. Tout changement est dérangeant, perdre ses illusions est douloureux, reconnaître l'existence de sa part d'ombre, l'accepter sans s'y complaire, est très difficile, voire effrayant…

Plus concrètement, de quels conditionnements allons-nous prendre conscience, et comment ? Là encore je vais donner une liste non exhaustive.

Nous sommes tous conditionnés par le marché qui invente pour nous des besoins que nous n'avons pas. Nous sommes pourtant persuadés que nous ne pouvons pas vivre sans ces produits, ces objets, ces biens de consommation. Nous remettons très rarement en cause les croyances que nous impose le marketing, cette science avérée, officielle et politiquement correcte de la manipulation. Il est clair qu'un besoin illusoire qui s'impose insidieusement, est ainsi ressenti comme réel. Il est bien difficile de mesurer la conscience qu'on a réellement d'un conditionnement et la puissance de son impact dans la vie quotidienne. La perversité des publicités n'a plus de limites, et sous ce foisonnant matraquage, il devient bien difficile de rester centrer et de se demander ce qui est réellement bon pour soi. Sommes-nous vraiment conscients que le marketing, outil au service de l'économie de consommation, nous pousse quotidiennement à consommer plus, à acquérir davantage, afin de correspondre à une image déterminée ? Il en est des illusions créées par le marketing et de leur efficacité comme de celles que nous nous créons nous-mêmes. Elles sont aussi efficaces, aussi perverses ou insidieuses et aussi difficiles à déjouer. Dans cette agitation illusoire, notre bien-être est lui aussi devenu un objet générateur d'argent pour l'économie, sans conscience que cela s'accompagne d'une perte dramatique du sens de la vie, c'est-à-dire en nous éloignant de notre être. Développer l'apparence éloigne de l'essence de l'être, qui est de plus en plus cachée, isolée, inaccessible. Vivre dans cette illusion provoque des failles, des fissures dans l'être. La vie perd son sens. Cela donne des résultats tragiques : des personnes dans un douloureux mal-être, malades, dépressifs, etc... Il est communément admis aujourd'hui que le stress est un mal nécessaire généré par l'accélération du rythme de la vie moderne. Tout doit être immédiat, et les technologies modernes nous poussent constamment à cela. Nous n'avons plus que le temps de répondre immédiatement à une question posée, jamais celui de méditer, de mûrir, de réfléchir ou d'attendre l'inspiration. La brutalité de cette exigence de l'immédiateté est gravement génératrice de stress, d'angoisses et de burn out. Alors on préfère se gaver d'antidépresseurs plutôt que de changer quoi que ce soit à ce rythme.

La culture et l'éducation sont censées nous nourrir. Pourtant on assiste à l'accroissement d'une évidente et constante baisse de qualité des émissions télévisuelles, à une stupéfiante préférence pour les programmes « divertissants » qui ne demandent aucun effort de la part du spectateur passif, au détriment des programmes enrichissants. L'action conditionnante des médias, une politique délibérée de maintenir une partie de la population dans un sous-développement culturel, un système scolaire cherchant à faire apprendre plutôt qu'à faire réfléchir ; tous ces éléments sont autant de frein à une réelle ouverture de l'esprit et à la capacité de prendre conscience. L'éducation, « educare », dans son sens éthymologique, signifie « donner des clefs », pour que l'enfant puisse se construire. Or, le plus souvent, l'éducation est un formatage de ce que le système scolaire ou les parents ont comme idée de ce que et comment doivent être leurs enfants. Cela engendre des peurs, entre autres la peur de soi-même face à une figure d'autorité, l'élève par rapport au professeur, l'infirmière face à des malades en fin de vie, etc.... Les expériences officielles d'une éducation plus ouverte dans le système scolaire sont le plus souvent rapidement arrêtées « faute de budget ». Pierre Rabhi s'attriste du système éducatif actuel « qui ne fait que générer frustrations et mal être, car il nous juge sur des critères prédéfinis, qui ne peuvent pas correspondre à tous ». L'éducation apprend à l'enfant la compétitivité, la rivalité. « On voit s'ériger des générations d'enfants qui, faute d'un éveil à la vie, sont réduits à n'être que des consommateurs insatiables, blasés et tristes ». Il envisage de ce que devrait être l'éducation pour obtenir une société épanouie et solidaire : « l'éducation devrait être là pour nous aider à trouver notre domaine et nous aider à nous y épanouir ». Eduquer l'enfant à la tempérance, à la sobriété, à prendre conscience de la nature.

« Mais le plus grand de tous les malentendus, le pire des problèmes, ne se situe pas là. Pour comprendre, il nous faut parler un peu des processus réels de choix et d'orientation, surtout s'ils impliquent l'Être et l'Essence. Le plus grand obstacle nous vient encore du passé, de nos habitudes culturelles inculquées : nous croyons qu'il suffit de savoir ou d'avoir compris pour choisir ou pour nous transformer. Or c'est tout à fait faux. Si c'était vrai, il nous suffirait de suivre un stage de psychologie, ou de lire le "bon" livre, en guise de thérapie, voire d'écrire le "bon" livre pour changer toute une culture. » (Marc Bériault).

La science : la révolution de la physique quantique n'est toujours pas intégrée dans nos pensées. Nous subissons encore l'héritage de la physique classique dualiste et de sa croyance en des choses réelles séparées les unes des autres. La physique quantique pourtant déjà âgée de plus de cent ans, n'a pas encore ébranlé nos convictions que le monde est indépendant de nous et que le temps est continu. Les liens établis entre les découvertes de la physique quantique sur le fonctionnement de l'univers et l'évolution de l'être humain sont encore bien rares. Et pourtant, la physique quantique rejoint les écrits des grandes Traditions sur l'unicité de l'univers et la notion d'inséparabilité et montre, entre autres, la présence d'un champ d'énergie, appelé « matrice » par Max Planck déjà en 1944, qui connecte chaque chose à tout le reste de l'univers. Les expériences récentes sur l'ADN ont détecté une forme d'énergie entre les tissus vivants. Les cellules de l' ADN communiquent avec ce champ et les émotions humaines ont une influence directe sur l'ADN ... Cela remet en cause la croyance que l'état de l'ADN dans notre corps est immuable.

Nous sommes encore sous le joug du rationalisme. Ainsi la médecine occidentale officielle a-t-elle tout tenté pour éradiquer des sciences anciennes et traditionnelles, telles que la pythothérapie, l'herboristerie, etc, afin de laisser le monopole à la chimie et à ses médicaments. Cela a créé et implanté la croyance que seuls ces médicaments pouvaient guérir et a failli avoir raison de tout un savoir ancestral qui pourtant ne gérait pas si mal notre santé quotidienne. L'idée ici n'est pas de critiquer et rejeter l'allopathie qui peut être formidablement efficace dans certains cas, mais de ne pas se priver des autres connaissances. Par exemple, certains de mes patients qui me sont pourtant envoyés par leur psychiatre pour des pathologies légères qui pourraient être traitées par la sophrologie, sont tellement convaincus que seuls les antidépresseurs seront efficaces qu'ils les préfèrent plutôt que de tenter une autre méthode plus douce sans médicaments. L'épigénétique a découvert depuis quelques années que notre comportement quotidien, ce que nous mangeons, nos pratiques d'un exercice physique, notre capacité à gérer notre stress, le plaisir que nous prenons dans nos activités, la qualité de notre réseau familial et social, va générer des enzimes qui vont être reconnus ou non par notre ADN, et générés des modifications de l'ADN. Nous avons donc le pouvoir de gérer notre santé, notre vieillissement, etc… Comme l'écrit le Professeur Joyeux : « Toute ma vie, j'ai plaidé pour une Santé Globale. Pour que l'on soigne l'être humain dans son entier : son corps, son esprit, son cœur et la fine pointe de l'être qu'est l'âme. Pour que l'on rassemble enfin les médecins et thérapeutes spécialistes de la nutrition, des plantes médicinales, des huiles essentielles, et de l'équilibre émotionnel. Pour que l'on tienne compte des recherches scientifiques les plus en pointe et des secrets des médecines traditionnelles, européennes, chinoises ou ayurvédiques. » J'adhère totalement à cette conception d'une santé globale et si possible préventive, comme l'est la traditionnelle médecine chinoise qui consiste à maintenir la personne en bonne santé.

Les religions cherchent à réunir les pratiquants (ou adeptes) autour de croyances, de préceptes établis, de dogmes indiscutables. Certains religieux fondamentalistes sont tellement accrochés à leurs croyances, quelle que soit la religion, qu'ils en arrivent à des violences et des haines inouïes. L'homme au sein d'une religion peut facilement devenir anonyme, être non individué, au sein d'une assemblée toute tournée vers le même Dieu extérieur à lui. Autrefois, les cultes païens et polythéistes acceptaient l'être faisant partie de l'univers, l'être comme élément actif du cosmos. Les hommes étaient en totale symbiose avec la nature, avec l'univers. Ils en faisaient partie, et tous les éléments de la nature, le soleil, la lune, les arbres, les rivières, le vent… étaient des dieux ou la manifestation de la présence des dieux sur terre, ou des esprits avec lesquels l'homme était directement en relation, tel Yggdrasill, le frêne géant, l'Arbre cosmique, axe et support du monde. Le monde des dieux et des esprits lui était familier. Au regard de la trilogie, tête, cœur, corps, avant que la conscience de la complexité de l'univers n'émerge, l'homme était essentiellement dans son corps et son cœur. L'arrivée du monothéisme et surtout le triomphe de l'Eglise et le zèle des évangélisateurs anéantirent les cultes anciens, coupant ainsi l'homme de la nature, et du point de vue de la trinité Esprit – âme – corps, l'Esprit du corps. L'Esprit appartenait désormais à Dieu et Dieu est devenu autre, séparé, extérieur à lui. « À un système cosmique ancien complexe et articulé, fondé sur la diversité, la complémentarité mutuelle, qui avait été celui du paganisme, succéda un monothéisme dogmatique, intolérant et manichéen. Au nom de la distinction du Bien et du Mal, et par réaction contre l'ancien état d'esprit, l'âme fut séparée du corps et l'homme de la nature. » Jacques Brosse – Mythologie des arbres.

Au IIIè siècle après Jésus-Christ, sous le règne de l'empereur Constantin, un long débat d'une année vit s'opposer les évêques, parfois très violemment, sur la question suivante : l'homme a t'il un corps et une âme, ou un corps, une âme et un esprit ? La décision attribua un corps et une âme à l'homme, réservant l'esprit à l'Eglise. L'homme était trois, il est devenu deux. L'Esprit, en tant que Souffle de Dieu, est devenu la propriété exclusive de l'Eglise chrétienne. L'homme devint une cellule anonyme du corps de l'Eglise. Il fut coupé de son accès au divin. Héritage bien difficile.

Les textes sacrés, qu'elles que soient les religions, demeurent des sources magnifiques de connaissance pour qui veut comprendre l'humain et le monde. Je vis depuis 2008 au Maroc, pays musulman, et il arrive fréquemment que des patients ou des élèves réagissent à certaines de mes propositions par un verset du Coran en parfaite résonance avec ce que je leur dis. Certains d'entre eux m'ont même avoué que la pratique de la sophrologie les aidait à mieux prier. Ainsi la conscience qu'ils développent de pratique en pratique leur permet-elle de vivre plus intensément leur foi, de passer de « maîtriser » le Coran à « vivre » le Coran. Il me semble cependant important de rappeler ici qu'il n'y a aucun dogme dans la sophrologie.

Notre éducation familiale et sociale nous conditionne à certaines attitudes. Ces attitudes deviennent des habitudes et enclenchent des réactions automatiques. Nous essayions de nous comporter comme il faut, comme il se doit, comme on attend de nous, et ce au prix de la répression de ce que nous sommes, de notre individualité. Nous en arrivons même à trouver cela bien comme ça, normal, et à trouver juste notre auto-répression.

Par exemple, à considérer problèmes et épreuves auxquels nous sommes confrontés comme des boulets, des fatalités, venus de l'extérieur pour nous empêcher de vivre, alors qu'ils sont la vie et qu'ils permettent de nous révéler à nous-mêmes, de nous faire prendre conscience de capacités jusqu'alors non connues. Amin Maalouf écrit : « Les problèmes nous bousculent, nous malmènent, nous désarçonnent, nous font sortir de nous-mêmes. Salutaire déséquilibre, c'est par les problèmes que toutes les espèces évoluent ; c'est par les solutions qu'elles se figent et s'éteignent. Est-ce un hasard si le pire crime de notre mémoire s'est intitulé « solution » et « finale » ? »

Parfois, nous sommes relativement conscients d'un conditionnement, comme par exemple, « le temps, c'est de l'argent », auquel nous pouvons consciemment adhérer. Reste que ce conditionnement est sûrement valable, par exemple, dans le domaine des affaires, mais si nous l'appliquons à d'autres domaines de notre vie, le principe risque de se révéler désastreux.

Les conditionnements modèlent nos relations, comme par exemple chercher la faute chez l'autre, juger l'autre et de ce fait à se juger soi-même, ce qui aboutit la plupart du temps à condamner l'autre ou soi-même, et à interpréter mal ce qui émane des autres. Nous sommes bardés de préjugés, et comme le dit Albert Einstein : « Il est plus facile de briser un atome qu'un préjugé ».

Ne vous est-il jamais arrivé de croiser sur le trottoir d'une ville quelqu'un que vous connaissez très bien et qui ce jour là vous ignore superbement. Vous vous sentez blessé, voire agressé. Vous êtes vite en colère. Si votre première réaction est un jugement : quel imbécile ! ou il m'en veut, ou pour qui se prend-il ? ; c'est que vous ne parvenez pas à sortir de vos propres réactions, de vos propres interprétations, etc. Peut-être, après tout, était-il simplement contrarié par un gros souci dont vous ignorez tout, absorbé par une violente rage de dent ou simplement fatigué et distrait. Cela lui appartient. Nous ne pouvons pas savoir la raison, alors pourquoi en inventer une. Et si c'est important pour soi, pourquoi alors ne pas aller le voir et lui dire : « je t'ai rencontré, il s'est passé cela, est-ce que je t'ai blessé ? ou y a t'il une raison qui me concerne ?»

Quoi qu'il arrive, on devrait prendre suffisamment de distance pour ne pas en faire une affaire personnelle, ne pas prendre pour soi ce qui est à l'autre. Les actions, les réactions, les pensées, les opinions, les sentiments, les croyances, les sensations, les interprétations des autres appartiennent aux autres, et donc ne nous appartiennent pas. Penser pour l'autre, c'est-à-dire penser qu'on sait ce que l'autre pense, est quasiment toujours une source d'erreurs et de malentendus puisque nous réagissons avec le filtre de notre propre histoire. Nos jugements nous enferment et pourrissent nos relations aux autres en créant des oppositions, des conflits (je défends mes croyances), et non des ouvertures (je partage, je peux accepter d'entendre tes croyances). De plus, énergétiquement, si vous vous sentez visé par l'attitude de l'autre, par exemple s'il vous agresse, vous recevez toutes ses vomissures émotionnelles, ce qui vous pollue et vous affaiblit. Si vous ne prenez pas les injures pour vous mais que vous constatez chez l'autre sa colère, alors vous êtes protégé de cette énergie négative qu'il essaie de déverser sur vous.

Si vous êtes de ceux qui ont besoin d'être acceptés, de se sentir aimés, vous serez prêts à faire des compromis avec ce que vous êtes vraiment et ce que pensez intimement. Vous prononcerez alors des paroles qui ne viennent pas de vous, mais que vous pensez être celles que l'autre va apprécier, sans réaliser que dans cette attitude illusoire et cette prise de paroles, vous vous êtes nié. Vous vous êtes trahi.

Nous sommes la plupart du temps dans l'attente de l'autre, attente d'un signe de reconnaissance ou d'amour de nos parents (cette attente peut durer toute la vie !), attente de compréhension de notre compagnon de vie, attente d'attentions de nos enfants. Nous attendons que la personne avec laquelle nous vivons comprennent nos besoins et nous ne pensons pas à les lui dire, parfois même nous ne les connaissons pas bien nous-même, nous sommes incapables de les définir, mais nous comptons néanmoins sur l'autre pour qu'il y réponde et les satisfasse. L'attente n'apporte bien souvent que des frustrations, d'autant plus grandes qu'elle est non exprimée, plus intense et précise. Nous nous créons ainsi des souffrances inutiles et détériorons la qualité de nos relations. Se libérer de l'état d'attente allège considérablement le regard sur la vie.

L'enfant est immergé dans un milieu familial où dès sa naissance, il reçoit des injonctions en quantité. Il pourra recevoir par exemple comme messages, les désirs frustrés de ses parents, l'interdiction de réaliser un projet (comme devenir architecte) parce qu'un des ses parents le désirait et n'a pas réussi à le réaliser, ou au contraire l'obligation de réaliser là où le parent a échoué, telle la magnifique patineuse Surya Bonali, qui a atteint les plus hautes marches du podium pour sa mère.

Dans les premières années, particulièrement les sept premières années, l'enfant reçoit en direct tout ce que lui transmet son environnement, que ce soit positif ou négatif. C'est une transmission principalement non verbale. La communication de l'enfant passe d'abord par un ensemble de relations « tonico-émotionnelles » dont il conservera la marque et qui pourront réapparaître plus tard dans certaines situations (cf Wallon : rapport tonus - émotions, cité par B. Etchelecou). À la naissance, l'enfant est en état de totale dépendance de son entourage pour la satisfaction de ses besoins. Une communication doit nécessairement s'instaurer avec son entourage humain, principalement sa mère. Cette communication passe par l'émotion. Après deux ou trois mois, l'enfant mime ce qu'il reçoit, sourires, cris et autres mimiques. C'est le stade de symbiose affective ; la relation se construit sur des expressions émotionnelles. C'est la mère qui apporte réconfort, paix, nourriture, caresses, chants, chaleur, toutes les conditions nécessaires à son développement harmonieux. Ce qu'apporte la mère crée des stimulations chez l'enfant qui règleront sa tonicité. L'hypertonie se manifeste par une tension de tout le corps, des pleurs, des cris, l'hypotonie par une détente des membres, une respiration lente et calme. « À ce stade, l'enfant est tout entier dans l'émotion qu'il vit à travers son corps » (Bernard Etchelecou). Après ce stade émotionnel, l'enfant continue d'évoluer, tandis que d'autres composantes vont trouver leur place quand l'enfant acquerra la motricité et élargira son réseau relationnel. L'enfant apprend davantage par l'exemple qu'on lui donne que par les paroles. Les injonctions les plus courantes sont « soit parfait, soit le meilleur », ce qui génèrera un sentiment d'insatisfaction ; « sois fort », donc ne ressens pas, ce qui provoque une coupure chez l'enfant d'avec ses perceptions qui l'empêchera de se fier à ses sensations et d'être à l'écoute de son corps ; « dépêche-toi » qui amène une passivité interne ; « fais des efforts » ou encore « fais plaisir », c'est-à-dire ne sois pas toi-même mais ce qui va satisfaire l'autre. Solange avait été élevée dans l'idée d'agir et de vivre en fonction du jugement des voisins. Elle n'avait pas le droit d'être elle-même, d'avoir une pensée personnelle. Seule la norme imposée ses parents faisait loi. Ce désaccord entre ce qu'elle devait être et ce qu'elle était réellement et qu'elle ne pouvait réaliser la maintenait dans un grave état dépressif.

Si l'enfant est en manque d'amour, il pensera ne pas mériter cet amour, ne pas être assez bien pour être aimé, et cela le mènera aussi à un état dépressif, etc…Il reçoit donc inconsciemment des programmations d'être ceci ou de ne pas être cela. Un enfant que les parents ne voient pas acquerra le sentiment de ne pas (ou peu) exister, il ne se sentira pas reconnu. Il développera dans sa vie future des sentiments de dévalorisation, de manque de confiance en lui qui l'empêcheront de réaliser ce que ses capacités lui permettraient de faire. Marie-Christine, brillante étudiante en droit, échouait à tous ses examens, car obtenir son diplôme allait à l'encontre de ce que lui avait enjoint sa mère. Arrivée en salle d'examen, elle perdait tous ses moyens et oubliait tout. Quelque chose la coupait de tout ce qu'elle avait appris et qu'elle savait, et elle ne pouvait le transcrire sur sa feuille.

Un bébé qui n'est jamais touché (les mères occidentales touchent très peu leurs enfants par rapport aux mères africaines ou indiennes qui les gardent contre elles et les massent quotidiennement les deux premières années, quelques fois jusqu'à cinq ans) n'aura pas la sensation de son corps. Cet aspect culturel fait qu'en Occident, le corps n'est ressenti que lorsqu'il est douloureux. La douleur est ressentie, mais ce qu'elle exprime ne l'est souvent pas. Avoir, par exemple, conscience de son genou ou de son foie quand ils vont bien semble impossible.

Toutes ces injonctions s'inscrivent malheureusement comme éléments de base de la construction de l'enfant et vont interférer dans sa vie future. L'adulte générera des situations de vie qui présenteront la ou les mêmes problématiques que lorsqu'il était enfant, et cela jusqu'à ce que les mécanismes qui le déterminent soient mis en lumière, en conscience d'une part, et que les blessures soient réparées d'autre part.

Dans notre société, l'homme formaté non seulement croule sous une avalanche d'informations qui le maintiennent dans l'illusion, mais en plus il est coupé de la nature. Claude Lévy-Strauss révèle les conséquences désastreuses de cette coupure d'avec la nature avec laquelle nous sommes pourtant en directe dépendance : « Malgré les nuages d'encre projetés par la tradition judéo-chrétienne pour la masquer, aucune situation ne paraît plus tragique, plus offensante pour le cœur et l'esprit, que celle d'une humanité qui coexiste avec d'autres espèces sur une terre dont elles partagent la jouissance, et avec lesquelles elle ne peut communiquer. On comprend que les mythes refusent de tenir cette tare de la création pour originelle, qu'ils voient dans son apparition l'événement inaugural de la condition humaine et de l'infirmité de celle-ci ». (cité par Jacques Brosse).

c) L'héritage

En Amérique du Sud, une légende raconte qu'un ange pose son doigt sur la bouche du bébé qui vient de naître pour qu'à ce moment précis, il oublie tout ce qu'il était et qu'il est, tout ce qu'il sait de lui, du monde, de l'univers. À quelques variantes près et dans de nombreux pays de notre planète, des légendes évoquent la même idée. Les Tibétains pensent que l'enfant oublie presque tout à la naissance, mais qu'il garde encore suffisamment de connaissances de la dernière vie qu'il a vécue. Cela leur permet de trouver les tulku, ces enfants qui sont la réincarnation des grands lamas.

Mais quel est le contenu de cette « valise » avec laquelle nous arrivons sur terre le jour de notre naissance ? Contenu qui du fait de notre arrivée sur terre semble s'enfouir au plus profond de nous, dans notre inconscient, mais qui sera néanmoins déterminant dans notre vie.

Là, à l'instant de la naissance, en même temps que la coupure du cordon ombilical, notre première coupure, il y a coupure d'avec la connaissance de notre héritage transgénétique et transgénéalogique et même peut-être de nos vies antérieures, nous arrivons avec une valise au contenu mystérieux.

D'une certaine façon, nous traînons notre passé, car nous avons été nécessairement façonné par tout ce qui s'est déroulé, nous en sommes la résultante. Nous ne sommes pas marqués de façon égale ou uniforme par notre passé. Certains évènements sont fortement inscrits et vont influer sur le cours de notre vie, d'autres n'auront aucun impact. Mais, ici et maintenant, avons-nous « dépassé » notre passé ou agit-il toujours dans notre vie ?

L'héritage génétique, tout le monde connaît. C'est l'ensemble des caractéristiques génétiques dont nous héritons de génération en génération. C'est l'aspect biologique. Y a-t-il une part de « hasard » dans le fait de recevoir ceci ou cela de nos parents et aussi de chacun de nos grands-parents. Nous héritons de la couleur des yeux de l'un de nos parents, de la forme de la bouche de l'autre, de certains gênes et pas d'autres. Nous les découvrons peu à peu….

L'héritage transgénérationnel, c'est-à-dire l'impact de la généalogie sur la construction de l'être humain, est une composante déterminante de comment nous allons vivre. Cela parait davantage psychique (par rapport à la transmission génétique), mais cela se manifeste sur le plan physique. La présence fantomatique de nos ancêtres crée des liens, des obligations, des répercussions sur notre vie. Un événement honteux, un secret de famille, des non-dits, une injustice, un accident ou vécu traumatisant, souvent caché parce que trop douloureux, peuvent s'inscrire dans la mémoire d'un descendant et perturber sa vie jusqu'à ce que le souvenir remonte à sa conscience et qu'il en comprenne le sens. Anne Ancelin Schützenberger écrit : « La honte comme le secret n'ont nul besoin d'être évoqués pour passer la barrière des générations et venir troubler un maillon de la famille – maillon fort ou faible, ou se vivant comme « délégué » par la famille, ou programmé par elle, ou encore agissant par loyauté familiale, par sur-identification. »

L'être humain est tellement complexe, le mystère humain tellement énorme et inconnu que l'on peut croire à l'existence de phénomènes de transmission à travers les générations, certains pouvant même sauter plusieurs générations pour se révéler. Quelqu'un peut manifester une problématique, un comportement, ou avoir un accident qui est lié au vécu et au ressenti d'un ancêtre, un peu comme si cet ancêtre n'avait pas pu évacuer sur le moment les émotions qu'il avait alors ressenties, et que cela était resté enfermé jusqu'à trouver un descendant qui réceptionne ce cadeau parfois empoisonné.

Il existe des cas où l'énergie saute des générations et s'attaque directement à soi au-delà du temps. Ann Ancelin-Schützenberger cite de nombreux cas d'évènements dans l'histoire familiale qui ressortent d'une manière ou d'une autre, souvent avec des dates identiques, quelques générations plus tard, tel l'exemple de Jacqueline qui portait une minerve suite à un accident de voiture, peu après l'enterrement de sa petite fille de 10 ans. Celle-ci était née avec le cordon ombilical autour du cou, naissance suivie de complications qui l'ont rendue infirme moteur cérébral. Sa nièce était née avec une hernie cervicale. Jacqueline est coiffeuse, sa sœur aussi, leurs maris de même et les deux filles des sœurs sont nées « avec un grave problème autour de la tête ». Peu à peu, remonte le souvenir de la grand-mère ayant survécu au génocide arménien : « Ma grand-mère a vu passer, sur des piques, les têtes de ses deux sœurs et de sa mère ; ça fait beaucoup de têtes ! ». Dans ce cas, le génocide a eu lieu le 24 avril 1915, la fille de Jacqueline est morte le 24 avril 1986. C'est alors à ce descendant qu'incombe la tâche de se libérer de ces émotions qui ne lui appartiennent pas, mais dont il a la charge. On peut alors penser qu'il libère ainsi sa généalogie.

3 - Comment éveiller sa conscience ?

La prise de conscience est essentielle aussi car elle est une lutte contre l'ignorance, ignorance personnelle, culturelle, scientifique, ignorance des autres, des autres cultures…. Si nous n'avons pas conscience de ce que nous sommes en train de faire, si nous agissons tel un robot, nous ne pouvons pas faire ce que nous voulons. Chaque prise de conscience de nos conditionnements, de nos habitudes, de nos faiblesses, ouvre à l'autonomie. Chaque prise de conscience libère. On parle souvent d'affronter sa part d'ombre, bien sûr elle fait partie de la découverte de soi. Plus on se découvre, plus on met en lumière des facettes de soi. Parfois nous en sommes fiers, parfois moins, mais l'acceptation de tout ce qui apparaît, quel que soit notre appréciation ou notre jugement sur ce que l'on découvre, nous permet d'être responsable et de gérer. Une faiblesse reconnue devient une force.

Les mots-clés sont Voir, Écouter, Attention, Concentration, Intention, Lâcher-prise, Découverte, Acceptation, Reconnaissance, Espérance.

Les voies sont innombrables et je ne vais parler ici que de mon expérience. L'intention et l'attention semblent des éléments de base, de même que la sincérité et l'honnêteté et l'acceptation. Cela tombe sous le coup de l'évidence et je ne devrais pas avoir à le dire, mais je vois tant de personnes dans mon cabinet qui n'osent pas ou refusent de se regarder. Développer ses capacités à prendre de la distance pour pouvoir observer ce qui se passe en soi, ses sensations corporelles, ses sentiments, ses valeurs et ses pensées. Créer la relation à soi, c'est oser se rencontrer, se voir tel qu'on est.

Comment la sophrologie intervient dans le processus de dévoilement de la conscience ? Le mot « sophrologie", je le rappelle, vient du grec SOS, harmonie, équilibre, PHREN, conscience, et LOGOS, science. La sophrologie peut se traduire comme une science de la conscience en équilibre. Nous sommes bien dans un processus d'éveil de la conscience.

Le 1er degré permet de prendre conscience de ses sensations corporelles, de découvrir les dimensions internes du corps. Ce 1er degré active l'attention et la concentration. Pour chaque partie du corps, un mouvement va permettre d'être plus concentré sur cette zone, d'améliorer la présence à soi et donc d'affiner peu à peu la perception de ses sensations et ainsi de construire son schéma corporel interne. Les techniques associées au 1er degré renforcent particulièrement la concentration et la qualité de la présence à soi, ici et maintenant.

Le 2ème degré permet de se ressentir, de se visualiser, de prendre conscience de ses sentiments, de découvrir son schéma corporel externe. Il développe la contemplation, l'analyse, l'intuition. Les techniques associées au 2ème degré renforcent notre capacité à se projeter positivement dans l'avenir.

Le 3ème degré met en relation le corps et l'esprit, ce que l'on sent et ce que l'on ressent, et développe l'harmonie entre eux. C'est le degré de la méditation. Les techniques qui lui sont associées consistent à aller récupérer dans le passé les vécus positifs pour les réactiver ici et maintenant.

Le 4ème degré est l'ouverture à ce qui nous entoure, aux autres, à l'environnement, à l'univers. Le travail sur les valeurs fondamentales de l'être, la découverte de comment nous les vivons profondément, nous amène vers l'harmonie. La conscience continue de s'élargir et nous intègre dans le Tout. Cela permet de changer notre regard, de se vivre autrement, de construire l'unité de notre être, et cela libère la créativité. Les degrés suivants continuent d'ouvrir notre conscience à nos racines, puis à la transcendance. Il y a transformation vers une nouvelle existence.

Peu à peu, au fur et à mesure des pratiques, un espace de conscience nouveau se construit, un espace non foulé, vierge, contenant toutes les potentialités. Dans la rencontre profonde entre le corps et l'esprit, il y a possible dévoilement de ce qui est.

L'écoute est fondamentale : l'écoute de l'autre bien sûr, mais aussi et surtout, pour ce qui nous concerne ici, l'écoute de soi. L'oreille écoute à la fois dedans et dehors. Grâce à l'oreille, c'est le corps qui écoute. La tête, elle, entend. « En écoutant vraiment, on va d'abord saisir un processus physiologique, les fonctions de la mémoire, prendre une distance de ce que nous ne sommes pas pour accéder à ce que nous sommes vraiment : Conscience » (Bruno Journe). L'écoute n'a pas de but, pas d'objet. C'est une vraie attention. Écouter ne peut se faire que dans un état de réceptivité, d'ouverture, sans jugement, sans comparaison, sans préjugé, sans a priori. Entendre est une autre approche, une approche du mental. Entendre est de l'ordre de la pensée construite sur notre éducation, notre histoire, notre héritage, notre ego, donc manipulée par tous les conditionnements qui nous formatent. En conséquence, nous entendons ce qui nous arrange et surtout nous n'entendons pas (en toute bonne foi) ce que nous ne voulons pas entendre, ce qui ne rentre pas dans nos schémas. Nous entendons à travers le filtre de nos jugements, de nos comparaisons et de nos projections.

Chaque séance de sophrologie vise à mettre en lumière une facette de soi. Dans cet espace intérieur, le mental endormi, toute information (images ou autres sensations) qui surgit est une révélation de soi, comme une pièce d'un puzzle. De séance en séance, les pièces du puzzle se mettent en place et font apparaître une image plus large. Nous allons ainsi à la découverte de nous-mêmes. On ne sait pas où l'on va, on ne sait pas ce qu'on va découvrir, combien il y aura d'étapes, le temps qu'il faudra. Ces dévoilements successifs se font par à-coup, spontanément. Si le processus est le même pour tous, l'histoire qui se se révèle sera bien entendu différente pour chacun.

De même, les techniques de sophrologie ne sont que des techniques et ne doivent en aucune façon devenir un but. Chacun a le choix des techniques qui lui semblent le mieux lui correspondre et de ce fait être les plus efficaces, les mieux adaptées à sa quête. Chaque être est unique et cette unicité mérite le plus grand respect.

Il me semble inadéquat ici de donner une liste de recettes, comme une liste de séances précises que l'on pourrait appliquer. La construction de ce travail va dépendre à la fois de chaque personne, comme du sophrologue.

Une fois les émotions et l'agitation mentale calmée, on peut partir à la découverte, à un niveau plus profond, de ce qui n'est pas encore dévoilé afin de réparer, soigner, débloquer… ce que nous avons mis en évidence au chapitre précédent. Chaque séance de sophrologie, quelle que soit l'activation, exercices ou techniques de visualisation symbolique, en état sophronique, dépose une « graine » qui va germer et se développer dans l'inconscient. On sait maintenant que la réparation que l'on fait sur le plan symbolique s'inscrit sur le plan psychologique et jusque dans le plan biologique, et a ainsi des répercussions réparatrices et directes sur tous les plans de l'être. Ce que nous ressentons fortement, imprègne tout notre être.

Progressivement l'intention change et permet l'évolution, en même temps que l'évolution modifie l'intention. L'intention est fondamentale dans tout acte, l'intention amène la conscience. Ainsi, dans l'Islam, est-il écrit que l'intention (*nia*) exprimée dans le silence intérieur est primordiale dans tout acte. Ou encore, dans le Bouddhisme, Thrich Nhat Hanh écrit qu'il faudrait faire la vaisselle comme si on donnait le bain au bébé Bouddha.

En suivant la métaphore de l'oignon, la traversée des différentes peaux rapproche progressivement de l'essence de l'être. Si l'intention première concerne un aspect particulier, quel qu'il soit (malaise, besoin de déstresser, dépression…), le fait de régler cet aspect est une ouverture à soi, et si nous en avons le désir, nous pouvons franchir les portes qui s'ouvrent une à une. Le plus fréquemment, même s'il n'y a pas d'ordre chronologique obligatoirement, ce sont des évènements récents et pas nécessairement significatifs qui surgissent d'abord, et qui vont permettre par résonance à d'autres plus anciens, plus enfouis, d'émerger à leur tour. Ceux-là se révèlent alors être plus déterminants et plus actifs, interférant dans le mode de vie, comme dans le mode de pensée.

Chaque séance est une forme de méditation et demande la présence ; la conscience de soi. Cette connaissance progressive de soi et d'acceptation de ce qui est nous permet de reconnaître l'autre et de mieux l'accepter. Cela permet de voir ce que nous avons de commun au lieu de ne voir que les différences. Cela élargit notre tolérance. « Lorsqu'on a découvert qui l'on est réellement, on ne songe nullement à convertir les autres, ce qui reviendrait à contraindre leur liberté, à forcer leur nature profonde. Celui qui ne se connaît pas lui-même ne peut connaître ce qui est bon pour les autres et lorsqu'il se connaît, son réflexe le plus naturel est de respecter la vérité d'autrui ». Loïc Tréhédel.

La carte XIII du Tarot, cet Arcane Sans Nom représente un squelette maniant une faux sur une terre brune d'où émergent de jeunes plants ainsi que des pieds et des mains sectionnés. Aux coins inférieurs de la carte sont deux têtes, une tête d'homme couronnée et une tête de femme. Elle représente le passage par une mort symbolique que l'on trouve dans toutes les sociétés initiatiques, ce passage obligé pour aller vers la connaissance de soi, vers son être total, en interrelation avec l'univers. Ainsi dit l'adage delphique : « Connais-toi toi-même, et tu connaîtras les hommes, les mondes, et les dieux ». L'homme est un être virtuel à la recherche de son être réel. Cette carte symbolise non une fin, la mort physique, mais l'ouverture à un autre plan, plus lumineux ; c'est donc un commencement. La Mort nous permet de naître et ne peut nous conduire qu'à une renaissance. Loin de tuer, la mort revivifie en dissociant ce qui ne peut plus vivre. Alexandro Jodorowsky fait parler ce squelette en ces termes : « Ne me tends pas la main, car immédiatement je la ferais pourrir. Offre-moi ta conscience. Disparais en moi, pour enfin être la totalité ! ». Dans ce sens la mort est un passage indispensable. Il n'est pas possible de renaître à un état nouveau si nous ne mourrons pas à l'état ancien qui ne peut plus évoluer. Pour acquérir une autonomie intellectuelle, il nous faut rompre avec les préjugés qui forgeaient notre façon de penser.

Seuls la distanciation et le silence intérieur du moment présent vont mettre en lumière nos dysfonctionnements et la confusion créée par l'ego. « Je suis, je suis celui qui suis » répond Jésus quand on lui demande qui il est. « Je suis » est l'essence de l'être.

La sophrologie, dans son processus conscient de découverte, conquête et transformation de soi, nous permet cette distanciation et développe notre capacité à nous centrer, rester dans la présence consciente, ici et maintenant. Là le phénomène peut apparaître spontanément. Nous pouvons alors accueillir les choses telles qu'elles sont. Nous progressons vers ce que nous sommes et qui nous sommes.

Chapitre IV

TROUVER ET PRENDRE SON POUVOIR PERSONNEL

« *Audaces fortuna juvat* », Virgile
« La fortune sourit aux audacieux »

« Nous avons le devoir de garder notre corps en bonne santé... Sinon, nous ne pouvons pas garder notre esprit fort et clair », Bouddha

« La folie, c'est de faire toujours la même chose et de s'attendre à un résultat différent »
Albert Einstein

1 – Qu'est-ce que le « Pouvoir personnel » ?

La compréhension intellectuelle d'un phénomène qui a été dévoilé, puis réparé, n'est pas fondamentalement nécessaire. Le patient peut simplement se contenter de constater qu'il vit mieux. En revanche, s'il prend conscience du chemin qui l'a conduit à ce mieux-être, cela lui permet d'ancrer le processus de guérison en l'inscrivant dans une autre dimension de son être. Cela ouvre une porte pour accéder à son pouvoir personnel. Le mot « pouvoir » est défini dans notre société comme à la fois faculté d'agir, mais aussi comme puissance, autorité, influence. Aujourd'hui, il est souvent assimilé au pouvoir sur les autres, donc à une forme de manipulation. Ce que j'appelle ici « Pouvoir personnel » doit être entendu comme la capacité de passer à l'acte, la capacité de faire exister une partie de soi dans la réalité. L'artiste en est un exemple évident ; l'artiste en créant une œuvre, fait exister une partie de lui-même, laquelle deviendra autonome. Même après la mort de l'artiste, l'œuvre demeure. La puissance est la capacité de pouvoir, le pouvoir est la puissance mise en actes. C'est un pouvoir qui ne concerne pas les autres, mais uniquement soi-même. C'est l'inverse de la manipulation. Il émerge de soi, et on a le choix de le recevoir et de le prendre, ou non. Benoit prend conscience qu'il doit changer de profession, qu'il doit quitter son actuel travail stressant qui certes lui apporte le confort d'un salaire sécurisant, mais qui l'enferme dans un ennui, une absence de créativité, un état dépressif. Il découvre qu'il pourrait s'exprimer infiniment mieux dans une autre voie. Le choix lui fait peur, ses résistances vont se manifester, se dresser comme des obstacles : restera-t'il dans sa situation à endurer des enfers ou trouvera-t'il en lui le pouvoir d'abandonner son illusion de sécurité actuelle pour s'ouvrir à un avenir inconnu ? Prendra-t'il le risque de s'épanouir, de se réaliser ? Aura t'il le pouvoir de passer à l'acte du changement qui l'emportera vers son destin ? La mise en lumière d'un désaccord, d'une dysharmonie devrait engendrer un changement dans la vie. Mais souvent l'homme voudrait que la situation change sans que lui ait quelque chose à changer. Cela me rappelle une de mes patientes qui ne supportait plus sa relation avec son mari. Elle avait abandonné son travail 25 ans plus tôt, à la demande de celui-ci, pour s'occuper de lui, de leurs enfants et de la maison. Aujourd'hui les enfants étaient partis. Elle se retrouvait inutile et en position de servante. Cette situation la plongea dans un état dépressif. Un an de thérapie l'avait sortie de sa dépression et lui avait permis de prendre conscience des causes et raisons de cet état. Mais comme elle n'a jamais osé quitter son mari, elle a donc arrêté sa thérapie, et renoué avec sa dépression. Elle voulait que sa situation change, mais surtout sans rien changer.

Une des difficultés majeures, lorsqu'on a pris conscience d'une peur, de la cause d'une souffrance ou d'un élément négatif de sa vie, est de passer à l'acte, de contacter sa force intérieure et d'oser concrètement le changement. Or, c'est ce changement concret dans notre vie qui nous guérit et nous fait avancer de façon juste. Il ne suffit pas de se répéter « j'ai confiance en moi », il faut encore connecter sa force intérieure pour pouvoir passer à l'acte. Anna Freud disait : « J'ai toujours cherché la force et la confiance en dehors de moi, mais elles viennent de l'intérieur. Elles y sont tout le temps ». Il s'agit donc d'entrer dans une spirale vertueuse : poser un premier acte, réalisable, à sa portée, qui va générer davantage de force, d'énergie, et déclencher un sentiment de confiance. Celle-ci va renforcer le pouvoir intérieur et permettre un acte plus ambitieux, qui va à son tour…. etc. « Changer n'est pas devenir quelqu'un d'autre, c'est reconnaître qui l'on est et l'accepter » (Hermann Hesse). Et c'est le pouvoir personnel qui permet d'effectuer ce changement, de dire « je peux », de devenir sujet et autonome. Le Pouvoir est la capacité d'agir. Un individu qui est dans son pouvoir, témoigne de cette capacité d'une existence animée d'un « je peux ». Ne pas passer à l'acte quand on est conscient qu'on doit le faire, mène à un sentiment d'impuissance. Mario Beauregard, neuroscientifique et chercheur à

Montréal, a mis en évidence l'interconnexion profonde entre psychisme et biologie, l'être humain devient co-créateur de son évolution. Cela confirme le pouvoir que l'on a sur l'état de son cerveau et donc sur son existence.

Pourquoi j'associe le pouvoir au corps ? Parce que tout est inscrit en nous. Tout ce que nous sommes, ce qui nous constitue. Tout est là, dans notre corps. C'est la base. Annick de Souzenelle explique : « … l'hébreu n'a pas de mot pour désigner le corps tant que nous sommes un corps animal. Pour nos textes sacrés, l'homme animal est un cadavre. Le corps n'exprime quelque chose de vivant que lorsque nous entrons en résonance avec la personne intérieure, qui est aussi appelée « la chair ». La chair, *basar* en hébreu, est faite de *bar*, le fils, et de la lettre *Sin*, qui exprime « l'esprit en l'homme. » Cela me fait penser aux écrits racontant la mort de grands saints et saintes et décrivant l'odeur merveilleuse qui émanait de leurs corps dans les jours et même les semaines suivant leur mort, « l'odeur de sainteté ».

Je voudrais faire ici une parenthèse à propos de la onzième arcane du Tarot, La Force. Elle représente une jeune femme souriante, tenant dans ses mains la gueule ouverte d'un lion. A son propos, Alexandro Jodorowsky écrit : « le message de La Force est très clair : ce travail de conscience passe en premier lieu par la relation avec les forces instinctives… La Force est consciente des pieds à la tête… Toute son activité se concentre dans sa relation avec l'animal ». La conscience n'est pas une élaboration du mental, le mental n'est là que pour mettre des mots dessus. Conscience et Force ont leur source dans le corps (des pieds à la tête) et sont générées par l'énergie vitale qui l'anime.

Le pouvoir personnel est absolu, sans compromis : on passe à l'acte ou non, mais pas à moitié. On réussit à atteindre le sommet de la côte ou non, on est enceinte ou non, on ne peut pas être à moitié enceinte. Plus nous l'accueillons, en conscience et cœur ouvert, plus nous devenons libres et responsables, plus nous existons, plus nous sommes sincères, moins nous manipulons, plus nous sommes.

Nous évoluons donc par étapes successives, par paliers. Après des périodes d'aveuglement ou de maturation où l'on a plus ou moins le sentiment de stagner, on a soudainement l'impression que quelque chose s'est décoincé, par exemple, un vieux mécanisme de défense mis en lumière et dont on n'a plus besoin, qu'on abandonne et qui en conséquence ne déterminera plus certains comportements habituels négatifs. On libère alors une importante partie de son énergie qui était jusque là nécessaire à gérer tant bien que mal ses blocages. Par exemple : se mettre en colère nécessite une certaine quantité d'énergie, lutter pour ne pas laisser sortir sa colère nécessite une quantité d'énergie encore plus grande. Le jour où l'on a pris conscience de l'origine de ses colères, on n'a plus besoin de se mettre en colère, ni de lutter contre ses colères, donc on récupère un quantité d'énergie considérable que l'on peut utiliser positivement. Cette énergie libérée est disponible. On est prêt à agir.

Parfois il suffit de changer son regard sur la situation pour la vivre autrement, de façon plus positive, mais parfois il faut savoir briser ce qui nous maintient dans l'impasse dans laquelle on est actuellement. L'analyse et la compréhension ne suffisent pas, la guérison passe par l'acte. Par exemple, briser l'injonction qu'on a reçue étant jeune de ne pas s'exprimer, passe précisément par l'expression.

Chaque fois que Claudine tentait de le faire, elle était sanctionnée, punie. Après quelques expériences douloureuses et humiliantes, elle était devenue muette et gardait toutes ses pensées, toutes ses peurs, toutes ses sensations à l'intérieur d'elle-même. Lorsqu'elle commença à écrire un livre, elle mesura toute la difficulté de passer à l'acte de l'expression écrite, de prendre son pouvoir. L'injonction était tellement ancrée qu'elle équivalait à une interdiction formelle d'écrire, un vrai danger ! L'épreuve lui sembla tellement colossale que, soit un épais mur l'empêchait d'accéder à sa capacité d'écrire, soit elle choisissait un sujet beaucoup trop vaste et ardu, voulant l'aborder par tous les aspects…et ainsi se sabotait dès le départ, se décourageait et tournait en rond autour d'une page blanche. L'aventure dura dix ans, mais la confiance peu à peu renforcée a eu raison de l'injonction et Claudine a aujourd'hui publié trois ouvrages.

2 – Les obstacles à notre prise de pouvoir personnel

Qu'est-ce qui nous empêche de prendre notre pouvoir ?

Pourquoi nous trouvons-nous le plus souvent des prétextes pour ne pas le prendre ?

Pourquoi préférons-nous souffrir en étant porté qu'être heureux en décidant tous les matins ?

Les raisons sont multiples. Elles diffèrent d'un individu à l'autre, et elles peuvent se cumuler malicieusement. Certaines raisons sont extérieures à nous, comme nous l'avons déjà vu : conditionnements, théories, croyances, images, préjugés,… mais tellement ancrées en nous qu'il est bien difficile de s'en défaire, parfois même après qu'on les ait mis en lumière, car elles ont forgé nos comportements et nos fonctionnements depuis l'enfance ; elles encombrent incroyablement le chemin d'accès à notre capacité d'agir. La société, la politique et la religion ont tout fait pour empêcher l'homme de prendre son pouvoir. Par exemple, comme l'écrit Luc Bigé, « à partir du XIIIè siècle le Christ Pentocrator, le Christ en gloire, sera remplacé dans les églises occidentales par le Christ en croix, accentuant de fait l'idée de péché, de rédemption par la souffrance et de culpabilité » et ainsi réduisant le pouvoir de l'homme. De même, l'industrie chimique nous a confisqué notre santé, nous faisant croire que seuls les vaccins et les médicaments allaient nous sauver. Pourtant aujourd'hui la médecine se réapproprie, non sans conflits intérieurs, des approches alternatives naturelles et moins dangereuses, qu'elles soient issues d'anciennes traditions comme la médecine chinoise ou l'herboristerie ayurvédique, ou des thérapies plus récentes comme la médecine quantique ou la médecine holographique. Notre société nous conditionne à ne pas prendre notre pouvoir. Elle nous formate à établir des relations de domination sur l'autre, de compétition, et ce dans tous les domaines, professionnel pour monter en grade ou viser le poste supérieur, domaine relationnel notamment familial, entre le mari et la femme ; sans parler du domaine économique et du domaine politique.

L'éducation, qui nous prépare à la compétition, nous limite. Ainsi très souvent lorsque les enfants expriment leurs rêves : « moi, plus tard, je serais ceci ou cela », leurs parents répondent : « arrête de rêver, la vie, ce n'est pas comme ça. Tu dois trouver un travail et cela ne sera pas facile ». Il y a heureusement des exceptions comme cette petite fille qui disait à ses parents : « moi, plus tard, je veux marcher sur la lune ». Ses parents lui ont répondu : « pour marcher sur la lune, ma chérie, il faut faire des études de mathématiques et d'astrophysique », et la petite fille a suivi ce chemin, et elle a été la première femme cosmonaute française. Ou encore cette jeune canadienne de 12 ans qui il y a quelques temps, a rassemblé suffisamment d'argent avec ses amies du même âge, pour financer son voyage au Brésil où se réunissaient les membres de l'ONU, et qui a pris la parole pour défendre son avenir sur la planète. Elle a terminé son magnifique discours en citant une phrase que lui répétait son père : « Tu es ce que tu fais, pas ce que tu dis ».

En même temps, nous sommes conditionnés à être le centre du monde. Nous avons tendance à penser l'autre comme s'il était nous-même. Nous transférons sur l'autre nos pensées, nos réactions automatiques, alors qu'il faudrait nous imaginer nous-même comme un autre, un inconnu que nous allons découvrir peu à peu. Nous pourrions alors nous observer, sortir de la compétition, nous accepter tel que nous sommes, sans nous comparer, sans jugement de supériorité ou d'infériorité.

Au niveau individuel, la norme est tellement présente que la société juge immédiatement toute personne qui ne se coule pas dans le moule. Ainsi, pour être « éternellement belle, jeune et sexy », de nombreuses femmes n'hésitent pas à avoir recours à la chirurgie esthétique, avec tous les risques qu'elle comporte d'excès ou d'échec. Ou encore, dans un couple, une famille, lorsqu'un des parents à forte personnalité et autorité, décide pour tous les membres de sa famille, c'est souvent confortable, mais ce peut être très destructeur pour le partenaire ou pour les enfants.

Néanmoins, au cours de notre existence, nous sommes encore et encore confrontés à des choix, et pour prendre des décisions, nous avons besoin de tout notre pouvoir personnel autant que de notre conscience. À ce moment-là, au moment des choix et des passages à l'acte, nous découvrons différents aspects de nous-mêmes que nous ne connaissions pas encore.

Les plus puissants obstacles sont les raisons internes comme les croyances, les peurs, l'aveuglement, la paresse, les habitudes, l'incapacité à l'effort, le manque d'exigence, la superficialité, le refus de son pouvoir, et surtout l'ego.

Les croyances, c'est-à-dire les idées que l'on tient pour des certitudes, sont souvent limitantes. Elles proviennent la plupart du temps d'injonctions reçues dans l'enfance, comme « ne fais pas de vagues, c'est dangereux », « tu ne mérites pas de réussir », « on est comme on est », « on a rien sans rien », il faut se battre pour réussir », ou encore « que vont penser les voisins ? ». La croyance que « ce n'est pas possible » stoppe net toute impulsion de passer à l'acte. Or je voudrais partager ici la belle histoire des frères Wright. Ces deux frères fabriquaient des bicyclettes et passaient tout leur temps libre à essayer de les faire voler en leur ajoutant des ailes. Ils décollaient parfois un moment, mais l'engin retombait toujours. Ils persévérèrent. Une nuit, l'un des frères se réveilla en ayant visualisé dans un rêve la courbe idéale des ailes et son carénage, et donc des modifications à opérer pour que l'engin vole. Au milieu de la nuit, il réveilla son frère et ils intervinrent sur leur engin en suivant la visualisation du rêve. Le geste était juste. Et le matin, ils volèrent !!! Ils avaient créé le premier engin volant. En 1903, ils effectuèrent le premier vol motorisé contrôlé d'un avion. Les journalistes accoururent. Quelques temps après, un journaliste interviewa un des frères. Il raconta leur aventure, leurs déboires et leurs efforts, comment ils avaient essayé 100, 200, 300 fois de faire voler leur engin, le rêve révélateur de la courbe des ailes, la force de croyance qu'ils allaient voler, et en arrivant dans l'atelier, le geste fait spontanément (de plier les ailes), jusqu'à la réussite. Le journaliste leur expliqua que, quelques mois auparavant, un grand scientifique avait affirmé qu'il était impossible de faire voler un objet. Les frères répondirent alors : « nous, on ne le savait pas, alors on l'a fait ».

Nous sommes confrontés aux mêmes obstacles que ceux que nous avons rencontrés sur le chemin de la conscience, à commencer par nos peurs, peur de la mort, peur de l'inconnu, peur du changement, peur du jugement ou de l'abandon des autres, peur d'être rejeté, peur de déplaire à qui l'on aime, peur de perdre ce que l'on a, peur d'être « mis à l'index », ce qui veut bien dire montrer du doigt, donc jugé et condamné par la société. Alexandre Jollien écrit dans son livre L'éloge de la faiblesse : il faut "oser la faiblesse, aller sans carapace, nu devant l'existence". Il y a aussi la peur plus profonde de ce que nous risquons de découvrir sur nous-même, et peur parce que nous savons au fond de nous que changer signifie la mort de quelque chose en soi auquel nous nous accrochons, abandonner nos habitudes, notre regard illusoire sur nous-même, abandonner une image plaisante, pour s'ouvrir à ce que nous sommes vraiment, qui peut-être le sera moins.

Ces peurs nous conditionnent à nous comporter « comme il faut », « comme il se doit », « comme on l'attend de nous ». Elles déforment notre vision et notre appréciation : « ce n'est pas parce que les choses sont difficiles qu'on n'ose pas les faire. C'est parce qu'on n'ose pas les faire qu'elles sont difficiles ", écrit Henri Gougaud. Nous réprimons alors ce que nous sommes, une part de notre individualité. Nous en arrivons même à trouver cela bien comme ça et à trouver confortable notre libre auto-répression, et nous trouvons dans notre mental tous les éléments nécessaires à la justifier. Finalement nous ne savons plus ce que nous voulons et nous pensons que nous faisons ce que nous voulons réellement faire, mais est-ce vraiment le cas ? Il nous faudrait alors changer notre regard et nous préoccuper, non de ce que nous faisons, mais de comment nous le faisons, par convenance ou par choix personnel, cela nous aiderait à prendre une distance par rapport à nos actes, à être plus lucides, et à trouver des solutions de rechange qui nous correspondraient davantage.

Notre paresse, notre manque d'exigence, pour ne pas dire d'ambition, nos habitudes nous amènent à préférer la fuite, pour ne pas voir, ne pas nous engager, ne pas nous trouver face à d'éventuelles incapacités ou à nos lâchetés, soit en plongeant dans une agitation fébrile, professionnelle ou sportive ou autre, soit dans les drogues, soit en faisant l'autruche. Michel-Ange disait : « Le plus grand danger qui nous guette n'est pas de viser un but trop élevé et de le manquer, mais plutôt de choisir une cible trop modeste et de l'atteindre ».

Nous pouvons être handicapés par des mécanismes de défense ou de protection mis en place souvent dès notre plus jeune âge. Souvent cela crée une rigidité ou des réponses comportementales automatiques non adaptées. Nous nous accrochons à une croyance comme à une bouée de sauvetage. Cette rigidité empêche l'acceptation de ce qu'on est, coupe la connexion au corps et constitue une barrière au lâcher-prise. Quand nous nous sentons désespérés, l'objectivité est alors difficile. Notre désespoir est une opinion, une interprétation teintée par la vision de soi-même. Nous mettons une armure pour ne pas laisser émerger notre essence. Nous avons alors tendance à nous juger, c'est un obstacle pour passer à l'acte. Ainsi Robert est-il enfermé dans un cercle vicieux. Il se juge et bien sûr se condamne et se dévalorise, « je suis incapable, je suis nul... », il se juge sans se remettre en cause. Il s'enfonce davantage dans sa dévalorisation, ce qui, lui ôte l'accès à ses capacités d'agir et de prendre confiance. Il subit et cela le rend malheureux puisqu'il se prive d'un potentiel important. Il n'arrive pas à prendre sa place et attend qu'on la lui donne. Il est victime. Il a besoin de rompre, de briser ce cercle vicieux pour en sortir, devenir responsable de lui-même sans se juger, sans se comparer, juste en accueillant simplement ce qu'il est, ses forces et ses faiblesses, et ouvrir ainsi une voie pour accéder à son potentiel. S'il n'a pas accès au pouvoir personnel nécessaire, alors il ne pourra pas faire ce choix, c'est-à-dire passer à l'acte. Là il perdra confiance et cela risque de le mener à un sentiment d'impuissance.

Nous pouvons nous sentir perdus, sans nos repères habituels, ce qui est d'autant plus pénalisant que nous traversons aujourd'hui une période de l'histoire où les structures traditionnelles disparaissent et où les nouvelles ne sont pas encore mises en place. En attendant, nous sommes déstabilisés, asphyxiés par les messages contradictoires que nous envoie la société. Nous pouvons dès lors être attirés vers une structure existante, rassurante, qui va décider et faire les choix à notre place. On peut rajouter à cela une autre raison, l'instinct grégaire : la vie a été créée pour qu'on vive ensemble, la cellule est programmée pour se regrouper pour faire des organismes ; donc on a un héritage d'instinct de vivre en groupe. On peut expliquer par là le succès des sectes.

Ou encore nous pouvons simplement avoir peur du pouvoir et refuser de le prendre. Refuser son pouvoir est parfois une extension de l'état d'enfant, ne pas vouloir sortir de cet état d'enfant, ne pas prendre la responsabilité de sa vie. Entrer dans l'âge adulte est une re-naissance, un passage difficile. Beaucoup le refusent parce qu'ils ne veulent pas affronter ni la souffrance d'être seuls, ni la liberté d'inventer leur propre vie.

La victime refuse son Pouvoir personnel. En général elle préfère manipuler les autres. Marianne Williamson écrit : « Notre peur la plus profonde n'est pas que nous ne soyons pas à la hauteur, mais que nous soyons puissants au-delà de toutes limites. C'est notre propre lumière et non notre obscurité qui nous effraie le plus ». L'idée de perdre l'illusion que nous avons le contrôle de notre vie... Ici, nous retrouvons l'ego, l'ennemi le plus sournois et le plus puissant. L'ego construit une illusion de sécurité qui nous emprisonne.

L'ego, pour ne pas perdre sa place de maître, est prêt à toutes les impostures, même à nous faire croire que notre pouvoir personnel est tellement puissant que ce serait dangereux de le prendre. Nous risquerions de ne plus rien maîtriser. Or nous aimons avoir la sensation rassurante que nous contrôlons les évènements.

L'ego développe l'orgueil et renforce les illusions, entre autres l'illusion que l'on est fort et sans peur. Alors on refuse de recevoir le pouvoir personnel qui émane de soi et pour se prouver et justifier sa force, on exerce d'autant plus de pouvoir sur les autres. On devient manipulateur. Cela prend la forme de l'autorité ou de la séduction, du mensonge, des menaces, de la lâcheté. Et plus on prend l'habitude de manipuler, plus on renforce l'ego, plus il devient difficile de prendre son pouvoir personnel puisqu'il faudrait pour cela s'accepter avec ses failles et ses peurs. Cela nécessiterait de l'humilité et l'acceptation de nos faiblesses.

Alors, lâcher-prise, accepter l'inconnu, accepter de plonger dans le flux des évènements de la vie, semble bien difficile, dangereux, et même insurmontable. L'ego qui veut garder sa royauté, génère des peurs (peur de ne plus exister, etc…). La peur nous maintient dans un état de survivance et nous empêche de vivre – cette peur, c'est l'inverse de la foi profonde, primordiale. « Expérimenter est difficile : nous n'aimons pas tellement les choses nouvelles qui nous bousculent » écrit Joshin Senseï.

Les origines des migraines sont multiples. Il en est une qui peut atteindre des degrés de violence extrême, la migraine qui résulte de la peur du pouvoir, de ce pouvoir d'agir sa vie, peur de devoir prendre des décisions qui bouleverseraient son quotidien et risqueraient de faire éclater les structures et les relations établies depuis un certain nombre d'années. Cette peur de prendre son pouvoir mène à une sensation de désespoir. Que fait-on alors ? On cherche à contrôler, donc on ne lâche pas prise. On regarde ou on ressent ou on pressent le flux de la vie qui s'écoule harmonieusement à côté de soi, à portée de main comme un fleuve, mais on n'ose pas s'y lancer, s'y jeter ; on s'accroche au rocher sur la berge et on résiste, et c'est fatiguant, épuisant, cela crée des tensions intérieures qui peuvent se traduire par de fortes migraines, peut-être particulièrement aigues lorsque la vie offre une opportunité de se lancer dans le flot de la rivière et qu'on n'y plonge pas.

Et pourtant, il va bien falloir dépasser ses peurs et surmonter ses obstacles.

Prendre son pouvoir personnel amène inéluctablement à prendre la mesure (ou la démesure) de son ego. Prendre son pouvoir personnel commence par lâcher son ego, lui redonner sa place et ne plus en être esclave. L'ego devrait être le *Cave canem* des Latins (*Cave canem* : Attention au chien, inscription trouvée sur une mosaïque de sol représentant un chien à l'entrée d'une maison à Pompéi), et non le maître dont le moi est l'esclave. Dominique Casterman définit la différence entre l'ego et le moi : « Le moi est une fonction naturelle qui se structure progressivement pour que l'individu puisse exprimer et intégrer dans le monde ses sensations, ses sentiments, ses émotions et ses pensées. Il ressemble au dieu Janus, une face tournée vers son intériorité et une autre vers les autres et le monde. Autant le moi est naturel et indispensable, autant l'ego est une immense illusion, un « faux moi », une image sans consistance réelle, désincarnée et profondément aliénante. L'ego est le produit d'un processus d'identification de la conscience avec des qualités, des comportements, des possessions, des intérêts particuliers caractéristiques d'une personnalité. Le moi devient victime du culte de l'ego en ce sens qu'il est possédé par l'image au point de ne plus pouvoir agir et penser que dans une direction exclusive : celle imposée par l'image distincte de soi. » L'ego nous maintient dans des attitudes de rigidité. Dès lors nous nous écartons du flux naturel de la vie, nous nous épuisons à nous obstiner dans une direction qui n'est pas la bonne.

3 – Comment prendre son pouvoir personnel ?

Marc Twain dit : « On ne se débarrasse pas d'une habitude en la flanquant par la fenêtre, il faut lui faire descendre l'escalier marche par marche. » Chaque acte conscient que l'on concrétise, quel que soit son importance, repousse nos habitudes, nos conditionnements, et nous fait exister. Chaque acte posé nous fait prendre conscience de notre énergie, de notre force intérieure, et renforce notre confiance, notre foi. D'acte en acte, notre capacité d'agir se manifeste de plus en plus facilement et se renforce progressivement.

Les mots-clés sont Oser, Agir, être Audacieux, Risquer, avoir Confiance, avoir le Courage, avoir la Foi.

Qu'est-ce qu'un « acte juste » ? C'est un acte en parfait accord avec ce que l'on est. « Juste » provenant de justesse (et non de justice), donc un acte juste pour soi, en accord et respect de soi, et non par rapport à une morale établie, par exemple le bien et le mal. C'est un acte qui met en joie dans les profondeurs de son être ou peut-être qui va créer une liaison avec cette joie de vivre si souvent mise en veilleuse, voire totalement étouffée – étouffée par exemple par les conditionnements. Ma mère, « bonne catholique », me répétait souvent qu'en souffrant sur terre, on gagnait des mérites pour rejoindre le Paradis. En revanche, vivre, jouir de la vie, était pour le moins suspect et risquait de nous mener directement dans les flammes de l'enfer, ou au mieux au purgatoire. C'est bien une des pires destructions de soi qu'on puisse faire.

Quelles sont les lois de l'ÊTRE ?

1) Ce qui est, se manifeste nécessairement selon la forme exacte de ce qui est. On ne peut pas se révéler autre que ce que l'on est. L'acte qu'on fait ou notre réaction à l'événement qui nous arrive, révèle ce que l'on est.
2) L'Acte crée l'ÊTRE, l'acte fait l'ÊTRE, l'acte est la cause de l'ÊTRE – L'ensemble des actes que nous posons nous fait exister.

Il existe des catégories d'actes qui font être plus ou moins : penser, décider : cela fait déjà exister un peu, mais tant que la pensée ne se manifeste pas par un acte, c'est peu.

Que se passe-t-il quand on réussit à poser un acte juste ?

Par exemple, poser un acte ou un geste qu'on avait jamais réussi à faire, ou dans une relation avec des parents, un conjoint, des enfants, un ami, un patron, prononcer des paroles, des mots qu'on n'avait jamais réussi à dire. Cet acte n'est pas forcément spectaculaire. Ce peut être tout simplement s'inscrire à un cours de poterie, préparer un repas alors qu'on se croyait incapable de faire la cuisine, prendre la parole en public, et oser dire non, prendre une demi-heure le soir pour raconter une histoire à ses enfants, etc. Tous ces petits changements sont porteurs d'immenses conséquences. Parfois l'acte semble violent. C'est comme un dentiste qui sait qu'il faut arracher la dent infectée : c'est une séparation, ça fait mal sur le moment, mais c'est pour un bien, rendre saine la partie enflammée, et que le patient puisse repartir guéri. Si le dentiste n'arrache pas la dent et donne des médicaments pour cacher la douleur, cela ne peut que laisser se développer l'infection en sourdine, c'est d'autant plus grave que l'on perd la conscience de ce processus d'infection ; et à moyen terme la santé du patient se détériore. Dans la vie, il faut parfois procéder de la même manière : savoir, par exemple, sortir d'une situation ou arrêter une relation toxique, quel que soit le domaine, amoureux, amical, professionnel, social.... Se respecter, rester en accord avec soi nécessite parfois de couper, d'arracher, de se séparer de ce qui mène à une forme de destruction, ce qui nie, ce qui étouffe, ce qui maintient dans une dépendance, ce qui manipule, etc....

Certaines circonstances de vie nous offrent parfois un déséquilibre suffisant pour favoriser un changement concret, c'est ce qu'on appelle « les crises », crise de la quarantaine, de la cinquantaine, et autres dizaines (il n'y a pas de limites d'âge), mais aussi les évènements comme perte d'un emploi, rupture d'une relation, maladie, ces évènements qui obligent à rompre d'avec le quotidien, et donc de sortir de l'habituel regard pour en changer. Le regard qui ne voyait pas, ne voulait pas voir, soudainement voit. Ces moments parfois tellement douloureux à traverser sont porteurs de lumière. Ils permettent de découvrir les illusions qui nous envahissaient et occultaient la réalité. Quand un changement suffisamment important survient dans notre vie, nous découvrons les réactions de ceux qui nous entourent. Certains que l'on pensait amis fidèles nous tournent le dos, et d'autres se révèlent présents alors que nous ne nous y attendions pas. Et puis surtout, un changement important permet de nous révéler à nous-mêmes, de constater la force qui nous a animés à tel moment, la peur rétroactive ou l'assurance dont nous avons fait preuve, la confiance totale que nous avons manifestée et dont nous nous serions crus incapables. Chaque épreuve est révélatrice d'un aspect de notre individualité et nous amène vers notre être véritable. C'est la crise qui fait évoluer, quel que soit le niveau. La crise est un cadeau qui nous fait prendre conscience de nos illusions et les fait tomber. Sans crise, pas d'évolution. Avoir le courage est important. Courage, étymologiquement, signifie « cœur en action ». Ce n'est pas l'absence de peur, c'est la capacité de la vaincre, de la dépasser. C'est à partir du moment où l'on s'accepte tel que l'on est qu'on se donne les moyens de changer.

C'est donc bien l'ensemble des actes que nous posons qui nous crée, qui nous fait être. Selon notre état psychique et le moment, il est préférable de commencer par de petits actes. Vouloir commencer par des décisions qui bouleversent radicalement la vie, risque de virer à l'auto-sabotage et de mener à l'échec. S'autoriser à prendre son pouvoir est comme n'importe quel apprentissage : il se fait progressivement. Quand on apprend une nouvelle langue, on commence par des mots, des bases de grammaire et des conversations simples, puis peu à peu on peut suivre et participer à de grandes discussions et peut-être finalement comprendre l'âme et la pensée du peuple qui la parle. On ne peut pas commencer par la fin.

En premier lieu, il est important de savoir que c'est l'acte qui libère le blocage, et non la pensée ou la compréhension. La compréhension intellectuelle ne suffit pas. Seul le passage à l'acte débloque totalement et de façon irréversible, car c'est l'acte qui inscrit concrètement dans le corps la réparation. Par exemple : on n'arrive pas parler en public, on peut travailler sur son appréhension, mais c'est lorsqu'on osera enfin prendre la parole en public qu'on anéantira ce blocage. Si on a très peur de sauter en élastique et qu'on rêverait de le faire, le seul moyen de vaincre sa peur est de sauter. Si un jour on arrive enfin à dire à telle personne de son entourage sa blessure dans une situation relationnelle, on enclenche un processus de guérison de sa blessure et un nouveau mode de relation plus juste avec cette personne.

De là découle une série de conséquences positives. Pour commencer, toute notre énergie qui était employée à gérer le blocage et à nous permettre de vivre avec, se trouve libérée et donc disponible pour autre chose, par exemple pour une activité créatrice qui jusque là était étouffée et qui peut donc maintenant se manifester.

L'espace libéré en soi est prêt à accueillir une expression de soi jusque là inconnue, un potentiel.

Bien sûr décider implique de prendre des risques et donc de peut-être se tromper. Les erreurs font grandir, elles permettent de comprendre que la porte qu'on vient d'ouvrir n'était pas la bonne. Plus on se trompe, plus on développe sa conscience qui nous amènera sur le bon chemin. Et cela renforce le courage. Mais bien sûr on n'est pas obligé de se tromper tout le temps, ni d'ailleurs de sauter en élastique !

Cette étape du processus d'accouchement à soi-même amène un meilleur respect de soi, un pas fait vers ce qu'on est, donc une nouvelle harmonie. Comme nous sommes en interdépendance avec notre environnement (principe de l'unité), si nous nous sentons davantage en harmonie intérieure, en accord avec nous-même, nous sommes automatiquement en meilleure harmonie avec le monde extérieur. Nos relations aux autres se modifient, sont plus justes. Nous pouvons abandonner par exemple certains jeux relationnels ou certains comportements qui nous donnaient l'impression illusoire de nous protéger ou d'exister.

Le processus continue ainsi et engendre des réactions en cascade subtiles et bien réelles. Comme le battement des ailes d'un papillon pouvant provoquer un ouragan à l'autre bout de la planète, le petit acte juste que nous posons peut engendrer des modifications énormes si rien ne vient briser le mouvement déclenché.

D'acte posé en acte posé, nous libérons des capacités enfermées qui nous donnent les moyens et la confiance nécessaire pour poser de nouveaux actes, etc….

Il est intéressant aussi de constater que nous avons intérêt à passer à l'acte, à concrétiser ce qui nous est donné dans le présent : une idée, une phrase ou une musique qui nous vient en tête doit être écrite sur le moment, dans la force de l'inspiration. Si nous attendons, si nous l'ajournons, alors il y a perte de cette énergie créatrice. Quand l'acte est spontané, juste, la conscience de l'acte ne vient qu'après : « j'ai agi », « j'ai fait cela ». Le « corps » sait avant la « tête ».

Quelques principes pour sortir d'habitudes néfastes :

Ne pas se juger : si on se juge, on se condamne, on rentre dans un cercle vicieux de dévalorisation qui fait qu'on ne peut pas réussir d'une part parce qu'on bloque ses capacités et d'autre part car cela impliquerait qu'on avait tort de se juger sans valeur. On se trouverait alors confronter à une situation contradictoire et insupportable de réussir un acte, ce qui serait en total désaccord avec sa croyance en sa nullité, en son manque de valeur. Donc se juger consiste à se saboter dès le départ. Il est important d'identifier le plus rapidement possible le moment où l'on se juge pour stopper ce processus, accepter ses imperfections, ses peurs, ses hésitations,... et aussi reconnaître ses capacités, accepter qu'on a le droit à l'erreur, que les erreurs ne sont pas des échecs, au contraire elles peuvent être porteuses d'informations et enrichir son expérience, bref se donner une chance de réussir.

Ne pas se comparer : si on rentre dans le processus de se comparer à l'intelligence d'Einstein, au génie de Mozart, à la beauté d'Ava Gardner ou au sex-appeal de Marlon Brando, on a toutes les chances de se condamner d'avance.

Refuser les préjugés et les a priori : c'est une autre de ces mauvaises habitudes. Toutes les pensées, habituellement et continuellement présentes encombrent l'esprit et brouillent la réception de tous les messages, qu'ils proviennent de l'extérieur ou de l'intérieur. Les messages venant de l'extérieur sont interprétés à travers le filtre des préjugés et des a priori. Les messages venant de l'intérieur sont faussés, les sens ne sont pas écoutés, les sensations non reconnues, trahies. Là encore il faut reconnaître, identifier ce processus afin de le désamorcer.

Là où l'énergie est bloquée, il y a correspondance avec quelque chose de concrètement vécu dans la vie quotidienne. Si on répare ou résout le problème dans la vie, l'énergie recommence à circuler. Tous les chocs physiques et psychiques que nous recevons, s'inscrivent dans notre système énergétique, ralentissant ou perturbant son fonctionnement. Or, plus nous sentons la présence de notre force intérieure, plus nous développons notre pouvoir personnel, plus nous aidons notre entourage à se connecter à sa force intérieure. C'est un flux d'énergie.

A la naissance, nous bénéficions d'un potentiel énergétique important. Il n'y a qu'à regarder une cour de récréation ! Nous sommes en interconnexion avec les énergies des autres individus, des éléments qui nous entourent, de la terre, de l'univers. Tout au long de la vie, ce potentiel s'épuise et d'autant plus que nous vivons des chocs physiques ou psychiques graves. Lorsque nous sommes vides d'énergie, nous mourrons. Nous recherchons donc toute notre vie des moyens de créer ou de recevoir l'énergie suffisante pour vivre. Certains gardent et entretiennent une belle énergie, ils s'auto-suffisent, ils s'auto-alimentent.

La plupart d'entre nous doit trouver le complément d'énergie nécessaire à la survie. Certains vont se créer des émotions parce qu'elles procurent l'énergie nécessaire pour vivre. Plus concrètement, les émotions libèrent de l'adrénaline, et ainsi donne un regain d'énergie : c'est pour cela que certains angoissés ne cessent de se trouver de nouveaux prétextes angoissants. Les raisons ne sont pas fondées, ce ne sont que des prétextes construits sur une projection de ce qui pourrait arriver de désastreux, dans le but inconscient d'alimenter la production d'hormones. Très souvent, les angoissés sont parfaitement calmes lorsqu'il y a réellement une catastrophe. D'autres auront besoin de créer des situations concrètes qui vont les nourrir en énergie, comme cette jeune femme qui tombait perpétuellement amoureuse pour profiter du pic d'énergie des premiers mois de la relation – quand l'état amoureux s'apaisait, elle rompait pour générer une nouvelle énergie dans cette rupture. Puis elle retombait amoureuse, et ainsi de suite. Il y a ainsi de nombreuses vies où les scénarios se répètent de façon cyclique jusqu'à la prise de conscience qui permet de construire. Mais il est aussi des personnes qui prennent (inconsciemment) l'énergie chez les autres êtres humains, tels des vampires se nourrissant du sang de leurs victimes : exemple de la « bonne copine » qui vous téléphone, déprimée, vous raconte ses malheurs, se décharge sur vous de toutes ses problèmes, puis une demie heure plus tard, vous quitte soudainement très joyeuse en vous disant : « je te laisse, j'ai rendez-vous chez le coiffeur ». Si vous étiez en bonne forme avant son appel téléphonique et que vous vous sentez épuisé(e) après, c'est que pendant tout l'appel, elle a siphonné votre énergie pour recharger ses « batteries ». C'est assez fréquent. Il n'y a pas de mauvaises intentions de la part des vampires, car il n'y a pas de conscience de ce phénomène énergétique, mais néanmoins cela existe. Et cela nuit aux personnes qui perdent ainsi leur énergie et qui sont momentanément affaiblies (momentanément si cela ne se reproduit pas trop souvent). Il est donc important de sauvegarder son énergie et de mettre en place les conditions nécessaires pour générer sainement sa propre énergie.

Le pouvoir est un flux d'énergie que nous avons potentiellement en nous. Prendre son pouvoir, c'est accepter cette énergie, se laisser traverser par cette énergie, cette force vitale qui nous permettra de repousser nos limites, d'agir dans le respect de nos besoins et de nos désirs profonds.

La vie est une succession d'expériences qui nous font grandir et devenir plus fort. Avoir la foi, c'est accepter l'inconnu, l'imprévu, dans la sérénité. La foi est entendue ici comme croyance absolue en soi. Lorsqu'aucune faille, aucun doute n'existent, tout est possible. Alors, nos croyances créent notre réalité. « La foi déplace les montagnes » dit le dicton. Avoir la foi nous donne la force, nous grandit tellement, nous amène à une telle dimension de notre être que « déplacer une montagne », c'est-à-dire réaliser quelque chose qui paraît impossible, devient possible et même simple.

La foi amène à contacter au plus profond de soi des potentiels infinis. Cela arrive spontanément parfois lorsque les circonstances de la vie sont extrêmes (accidents, maladies graves,...) c'est-à-dire vitales. On s'étonne a posteriori d'avoir pu réagir ainsi, d'avoir pu trouver en soi les ressources. Christophe Tendil, au début de sa carrière de boxeur, eut un très grave accident de voiture qui l'a laissé en grande partie paralysé. Les médecins lui ont annoncé la fin irrémédiable de sa carrière. Sa foi lui a permis de croire en l'impossible, et sa volonté de recommencer, seul et contre l'avis des médecins, à s'entraîner. Il a peu à peu retrouvé toutes ses capacités. Quelques années plus tard, et avec plusieurs vis dans les vertèbres cervicales, il est devenu neuf fois champion du monde de kick boxing, boxe anglaise et full contact. Je peux citer aussi l'exemple d'un père qui voyant son enfant prendre feu saute par-dessus un mur très haut, qui lui aurait paru infranchissable en temps normal, et arrache une borne d'incendie pour trouver l'eau qui va sauver son enfant. Ce qui normalement aurait été évalué comme physiquement impossible devient faisable.

Ce phénomène peut arriver dans toutes les dimensions de notre être, et il peut devenir conscient.

L'attitude sophrologique consiste justement à constater ce que nous éprouvons, sans jugement, sans comparaison, sans a priori ni préjugé, sans analyse, sans interprétation, sans réflexion, sans attente particulière, juste être là, présent, et accueillir. La pratique régulière apprend à intégrer cette attitude d'ouverture qui mène au lâcher-prise et au changement.

Outre l'ensemble des exercices de sophrologie qui renforcent l'harmonie du corps et de l'esprit, la confiance et l'optimisme, les techniques de projection dans le futur (futurisation) aident considérablement à oser le passage à l'acte. Elles permettent de vivre intensément la situation souhaitée, comme si elle était vraiment vécue et de façon totalement positive. Elle est vécue avec tous les sens, la vue, l'ouïe, l'odorat, le goût, le toucher. La conscience de ce qui est senti, ressenti, éprouvé pendant la séance s'inscrit corporellement. Les sentiments positifs s'inscrivent et se renforcent dans le corps et dans l'esprit. Si la scène visualisée se déroule au bord de l'eau, on visualise le paysage, la plage, les rochers, la végétation, la couleur du ciel, la lumière pleine ou voilée du soleil, la mer, on peut sentir et entendre le calme ou la puissance des vagues, on sent le contact des pieds sur le sable, sa douceur ou sa rugosité, son humidité ou sa sécheresse, la température de l'eau, sa fraîcheur, on peut sentir le parfum de l'iode émanant de la mer, peut-être même goûter le sel des embruns sur les lèvres…Peu à peu, la perception de ses sensations génère des émotions, des sentiments positifs. Dans cette qualité de présence à soi, on accueille les sentiments positifs présents, on les identifie, on les nomme et on les laisse imprégner tout son être. Comme on sait que ce qui est vécu réellement ou imaginé intensément provoque les mêmes réactions chimiques dans le système neuro-végétatif et dans le cerveau, on inscrit tout ce positif en soi. On renforce sa confiance. Lorsque la situation visualisée correspond à un acte réussi, alors la possibilité de poser cet acte, la découverte de sa capacité à le poser et la certitude de sa réussite deviennent une évidence. La pensée quant à cet acte change de façon positive, le comportement se modifie, le regard a changé et autorise le succès. Si l'on doit, par exemple, passer un examen ou subir une opération chirurgicale, prendre la parole publiquement, escalader une montagne, changer de profession ou de situation familiale… En état sophronique, relaxé et dépollué du négatif et des pensées parasites, on peut laisser venir ou évoquer une scène dans un futur relativement proche, dans laquelle nous sommes l'acteur principal et où nous avons parfaitement réussi ce que nous désirions. Nous observons cette scène, d'abord le lieu et le moment, l'environnement, peut-être entouré de personnes, puis nous nous regardons, comment nous sommes habillés, ce qui se passe dans la scène et ce que nous y faisons. Puis, après avoir vérifié que cette scène est totalement positive, nous entrons dans notre personnage pour vivre cette scène pleinement, sentir avec tous nos sens, ressentir nos sentiments. Nous pouvons même faire des arrêts sur image pour mieux savourer ce que nous ressentons, ou même revivre plusieurs fois certains moments de cette scène. Lorsque nous avons constaté et accueilli les sentiments positifs générés, nous pouvons les transférer un par un ici et maintenant dans notre corps et notre esprit. Nous laissons ces sentiments s'intégrer en nous, nous emplir, nous nourrir. La pause méditative qui suit la visualisation permet que s'intègrent profondément en nous la réussite de notre projet et la conviction et la certitude que ce projet est juste et nous rendra heureux et épanouir. Quand la certitude est inscrite, l'acte se réalise.

Gregg Braden nous raconte une prière de la « pluie » pratiquée par un indigène dans les hauts plateaux du Nouveau Mexique, une prière silencieuse dans laquelle celui-ci ne prie pas pour qu'il pleuve, mais il prie la pluie : « j'ai commencé à avoir la sensation de ce que l'on ressent quand il pleut. J'ai éprouvé la sensation de la pluie avec mon corps, et le sentiment que je ressens quand je me tiens debout, pieds nus dans la boue, sur la place de notre village, et j'ai respiré l'odeur de la pluie sur les murs de terre de notre village, et j'ai ressenti l'impression qui vient en marchant à travers les champs de maïs – hauts jusqu'à la poitrine parce qu'il a tellement plu ». « Après avoir prié la pluie, il a expliqué comment des sentiments de remerciement et de reconnaissance complétaient les prières ». On ne peut s'empêcher de faire un parallèle avec les séances de visualisations en sophrologie où il s'agit d'être conscient de ses sensations et de ses sentiments positifs, d'être totalement présent et acteur responsable.

Chapitre V

L'OUVERTURE DU CŒUR - L'AMOUR

« Seule la lumière du Cœur existe et elle est l'agent de l'activité créatrice. Établie en elle-même, son activité est prise de conscience de soi et, s'ébranlant, elle est le déploiement de l'univers. » Mahârthamanjarî de Maheshvarânanda - Cachemire, XIIe siècle

« Le feu intérieur est la plus grande de toutes les forces », Tablettes de Thot

« L'amour ne donne rien que lui-même et il ne prend rien que de lui-même. L'amour ne possède ni ne peut être possédé ; Car l'amour suffit à l'amour », Khalil Gibran

1 – Qu'est-ce que le « cœur » ? Qu'est-ce que l'amour ?

Notre langue française est bien pauvre. Le mot "amour" est utilisé n'importe comment, pour n'importe quoi. On dit j'aime le chocolat, comme j'aime ma femme ou mon mari, ou j'aime la montagne, j'aime Dieu, j'aime faire la sieste, j'aime le cinéma ! Dans certaines langues apparaissent des nuances, comme en anglais entre I like et I love. Heureusement, dans la langue française, on peut affiner le sens avec plus d'une dizaine de mots ou expressions définissant des niveaux différents d'amour, comme une échelle allant du plus physique au plus divin, gratuit et inconditionnel, en passant par l'amour-passion, l'amour érotique, l'amour-amitié, l'amour filial, ou encore l'amour désintéressé comme la compassion, la bonté, la charité, la tendresse, la gratitude, comme l'explique Jean-Yves Leloup dans « Qui aime quand je t'aime ? ». On nous a appris qu'il fallait aimer ses parents, ses frères et sœurs, ses enfants, sans nous dire comment connecter cette énergie. Trop souvent l'amour est considéré comme le contraire de la haine. Son intensité peut aller d'une quasi indifférence à la passion extrême. Mais l'amour dont je parle ici, à travers l'ouverture du cœur, est un amour de compassion, un amour proche de la communion, un amour généreux qui ne demande rien en retour. C'est une énergie puissante et créatrice. L'amour est un cadeau. On ne peut pas vouloir aimer, simplement on aime. L'expérience d'être est simplement à vivre, seul, car personne ne peut nous porter ni nous la donner, et l'ego n'y a pas de place. C'est une phase de lâcher prise, de relâchement, de mort à soi-même.

L'amour est une énergie colossale, incompressible. Plus il grandit, plus nous tendons vers un état d'amour qui n'a plus besoin d'objet à aimer. Plus nous nous libérons de nos entraves, plus nous pouvons nous ouvrir à l'amour. Frédéric Lenoir, dans l'Âme du monde, dit : « … L'amour est une énergie puissante, la plus puissante qui soit, qui englobe l'univers. L'amour vient de l'Âme du monde. L'amour tient ensemble les parties du Tout. L'amour permet le dépassement de soi, de l'intérêt égoïste des êtres, pour les relier entre eux. L'amour prend mille formes. Mais à travers tous ses visages, l'amour fait toujours entendre la même musique du lien et du don ». L'amour donne la liberté et il se donne inconditionnellement. Pour le contacter, il n'est plus question de « travailler sur soi », mais plutôt de cultiver son jardin intérieur. Au XVIIè siècle, Angelus Silésius (Le pèlerin chérubinique) comparait l'amour à la rose : « La rose est sans pourquoi, elle fleurit parce qu'elle fleurit ».

Il existe de nombreux traités sur l'amour magnifiquement écrits. Je n'en parlerai donc pas davantage ici. Même si la lecture en est incontestablement inspirante, il s'agit davantage de découvrir l'amour, d'apprendre à le connaître, de l'expérimenter en le vivant totalement, de lui laisser le temps de s'intégrer en soi et en même temps de le laisser jaillir de soi. Cela mène progressivement vers un état d'amour sans objet.

Pascal accorde une place particulière et prédominante à la voie du cœur, à l'intuition, à ce qui est senti bien plus qu'à ce qui est conçu intellectuellement, à la charité et à la foi. Pascal distingue trois ordres de réalité, celui des corps qui se constate de visu, l'ordre de l'esprit, de l'intelligence, visible par les « yeux de l'âme », et l'ordre du cœur, de la compassion, de la charité, de la spiritualité.

C'est grâce à l'ouverture du cœur que l'on devient juste dans ses paroles, ses gestes et ses actes. Notre relation aux autres change, la valeur et la justesse des choses se placent correctement dans notre vie. Ce qui nous amène à reconnaitre qui nous sommes et ce que nous devons faire.

Dans le processus de découverte et de connaissance de soi, chaque prise de conscience est une mise en lumière qui s'inscrit jusqu'au plus profond de nos cellules. Chaque prise de pouvoir nous permet d'avancer. Peu à peu nous ramenons notre ego à sa petite et juste place. Mais sans un cœur pour aimer, tout ce travail resterait stérile. Le cœur parle vrai et juste, il donne la Vie. C'est l'ÊTRE qui fait l'acte juste. C'est l'alliance de la conscience, du pouvoir et de l'amour qui amène à l'acte juste. Nous retrouvons peu à peu une cohérence. A l'instant où nous sommes sur notre propre chemin, nous pouvons avancer dans la confiance et l'harmonie qui nous permettent d'ouvrir encore davantage notre cœur et donc de nous ouvrir aux autres. Il s'agit bien d'une « spirale vertueuse » où chaque pas favorise le suivant.

Développer notre perception des sensations du corps favorise l'écoute de son intuition. L'intuition amène à l'harmonie corps-esprit, donc à la cohérence. Le corps, le cœur et le mental, au lieu de s'affronter, deviennent des amis. Alors nous nous ouvrons à une dimension plus grande, plus universelle. La découverte continue, non plus des éléments négatifs à soigner, mais des potentiels, des capacités, de la créativité. Nous pouvons avancer vers notre vrai destin, découvrir une autre dimension de notre être, comprendre mieux qui nous sommes, ressentir que nous sommes un élément d'un tout. Le chemin de la connaissance de soi implique une observation non duelle, c'est-à-dire sans jugement, des ressorts les plus cachés de notre psyché. En écoutant notre cœur très consciemment, nous ne nous tromperons pas. Nous ne serons jamais divisés. Un être humain divisé est un être affaibli, incapable d'être l'acteur de sa vie. Un être humain dans sa totalité, dans son unité, a de la force. Il a le pouvoir d'accepter toute aventure. Dans son acceptation inconditionnelle de ce qu'il est et de qui il est, sans exception, ce qu'il ressent alors, c'est de l'amour. Il retrouve ainsi l'émerveillement de l'enfant, allié à la conscience de l'adulte.

Il n'est plus temps ici de donner des explications, il s'agit d'expérimenter. Les explications induisent des a priori qui mettent des barrières, des filtres qui empêchent de vivre l'expérience avec un regard vierge.

Dans cette évolution, nous commençons à nous « individuer », à exister, à être, et nous devenons libre. S'individuer, c'est rechercher « l'expression la plus authentique d'un destin individuel et la découverte de la signification de sa propre vie » (Bertrand de la Vaissière). S'individuer, c'est devenir autonome énergétiquement, c'est-à-dire être capable de générer sa propre énergie pour vivre ; c'est acquérir sa liberté et donc le sens de la responsabilité, du respect de Soi. Sa liberté sera la marque de l'authenticité de son Être. Il devient Un en même temps que l'élément d'un Tout, et indissociable de ce Tout.

Nous nous libérons des préoccupations futiles dont nous étions esclaves, nous abandonnons derrière nous de vieux schémas, les problèmes que nous nous étions créés avant même qu'ils ne se présentent s'évanouissent, nos peurs s'estompent au fur et à mesure que notre confiance se renforce, notre besoin de contrôler notre vie se dissout ainsi que notre rigidité. Nous sommes alors en état d'accueillir tous les possibles, tous les cadeaux de la vie. En acceptant ce qui est, nous prenons seulement le risque d'être heureux, et nous générons toutes les conditions pour que les « choses se passent bien ». Nous nous intégrons harmonieusement au flux de la vie. Nous sommes vivants.

Ouvrir son cœur, accéder à un état d'Amour sans qu'il y ait un objet spécifique, c'est le plus difficile dans le sens où ce n'est pas notre volonté qui peut produire l'ouverture du cœur, c'est une maturation qui amène à un lâcher-prise. L'ouverture du cœur s'accompagne aussi de cette sensation d'intégration dans l'univers, d'interdépendance ou d'interpénétration, et cela mène à la Joie de vivre.

Sur ce chemin, la personne peut rentrer en contact avec sa Joie de vivre, la ressentir d'abord par instants fugaces qui semblent disparaître et devenir comme un rêve. Ces instants reviennent à d'autres moments, plus forts, plus longtemps, comme un cadeau. Si elle continue sur son chemin, cette joie de vivre s'ancre, s'installe et demeure.

Si, dans la première phase, la prise de conscience, le rôle d'un thérapeute, quelle que soit la méthode, est important et peut considérablement aider la personne en thérapie ; dans la deuxième phase, il est fondamental que le patient passe de victime à responsable, et là, le thérapeute doit, s'il a pris un pouvoir sur son patient (transfert) temporairement par nécessité, le lui rendre (contre-transfert) pour que celui-ci le prenne – le patient doit prendre son pouvoir lui-même, personne d'autre ne peut lui donner ; dans la troisième phase, le thérapeute n'a plus de place, l'amour est reçu comme un cadeau. On ne peut pas vouloir aimer, on aime. L'expérience d'être est simplement à vivre, seul, car personne ne peut nous porter ni nous la donner, et l'ego n'y a pas de place, c'est une phase de lâcher prise, de relâchement, de mort à soi-même et de renaissance.

2 – Les obstacles à l'ouverture du cœur

Le cœur, l'amour, c'est l'ouverture, l'impulsion de s'ouvrir à l'inconnu que nous sommes. C'est le lien d'amour entre tête et corps, entre conscience et pouvoir, qui permet d'être.

Mais qu'est-ce qui nous empêche donc de nous jeter « à corps perdu » (belle expression, particulièrement bien à propos) dans cette aventure ?

On peut citer plusieurs raisons pour ne pas « franchir le seuil » :

Il y a les infirmes de l'amour, ceux qui en ont toujours été privés, qui n'ont connu de l'autre que de la maltraitance ou de l'indifférence. Il y a bien sûr toujours une résilience possible, souvent au prix d'une vraie thérapie, mais parfois aussi l'amour est au coin de la rue, et une simple rencontre peut tout changer.

La peur de la solitude : nombreux sont ceux qui pressentent ce qu'il y a de l'autre côté. Ils pressentent qu'ils pourraient être libres et heureux, mais ils ont peur d'y être seuls. Ils sont terrorisés de constater que dans leur peau, il n'y a qu'eux. C'est la vraie solitude. Ils courent, s'affairent sans cesse, fuient, prennent des drogues,… pour éviter de s'en rendre compte, pour se donner l'illusion qu'ils ne sont pas seuls. Cette peur est liée à la Charité, ou plutôt à notre difficulté à être charitable. Or, ne dit-on pas que « Charité bien ordonnée commence par soi-même ». Dans le Tao te king, Ch. 67, Lao Tseu dit : « Aujourd'hui, on manque de charité et par suite de courage ; on manque d'économie et par suite de générosité ; on refuse la dernière place et l'on perd ainsi la première. C'est la voie de la mort, certes ! Mais si l'on a pour arme la Charité, on est sûrement victorieux. Celui qui pratique cela est invincible, le Ciel le secourt et il est protégé par sa miséricorde ». André Comte-Sponville écrit : « Il faudrait s'aimer d'un amour de charité, c'est-à-dire s'aimer soi comme on aime n'importe qui ». « Aimer un étranger comme soi-même, écrit Simone Weil, implique comme contrepartie : s'aimer soi-même comme un étranger, c'est-à-dire comme n'importe qui…. C'est tout le paradoxe : la charité est très au-delà de notre capacité, elle n'est qu'un idéal, et pourtant elle décrit exactement la réalité. » On chemine vers cet idéal, non par le raisonnement, mais par l'expérience.

Le poids du collectif nous incite à rester conforme à la norme, cela s'ajoute à notre besoin sécuritaire de ressentir que nous appartenons à une société ou un groupe social. Sortir de la conformité signifie prendre le risque d'être exclu, ou de se sentir exclu et donc de se retrouver seul. Or l'homme est un animal social. Donc l'idée de se retrouver seul est effrayante. Aimer totalement rend libre. La société évite que les individus deviennent libres, c'est beaucoup plus difficile, voire impossible, de manipuler un individu libre.

La peur de l'autre, de l'altérité qui génère le racisme ordinaire et tout comportement de rejet. Je voudrais ici raconter l'histoire du mendiant de Prône : j'étais avec Michel, mon époux, dans la ville de Prône en Birmanie, une petite ville provinciale paisible, sur les bords de l'Irrawaddy. En plein cœur de la ville, en haut d'une colline se trouve une pagode que nous avions entrepris de visiter. Aux quatre points cardinaux, quatre immenses escaliers menaient au sanctuaire. Tout en bas des marches de celui que nous avions choisi, se trouvait un jeune mendiant sans jambes, posé sur une planche à roulettes et tenant dans chaque main un fer à repasser pour avancer. Son visage était d'une grande beauté, son sourire étincelant. Le contraste entre sa lumière et son atroce infirmité nous fut insoutenable. Nous l'évitâmes, passâmes devant lui sans rien lui donner et grimpâmes l'escalier quatre à quatre. Nous dûmes nous apaiser dans la douceur de la Pagode, mais nous appréhendions néanmoins de le rencontrer à nouveau à notre retour. Nous avons finalement décidé de redescendre et d'affronter notre peur. Nous lui avons bien sûr donner un peu d'argent, mais aussi notre regard, notre sourire et notre amitié. Nous sommes repartis légers et heureux de cette belle rencontre. Je n'ai plus jamais regardé un mendiant de la même façon.

La peur de perdre le contrôle, de perdre ce que l'on possède, la peur du changement, toutes ces peurs empêchent de lâcher prise, de se lâcher dans l'énergie de l'amour.

La peur de souffrir. « Qui craint de souffrir, souffre déjà de ce qu'il craint » (Montaigne). La crainte de la souffrance est pire que la souffrance elle-même, l'ancrage de la souffrance d'avoir été heurté, trahi dans notre amour, une fracture de l'âme qui nous a fait construire des barricades pour ne plus jamais souffrir, nous enferme et nous empêche d'aimer.

Il y a encore le jugement qui interdit ou broie l'amour, donc coupe le lien. Tant qu'on est dans le jugement, on est dans la dualité, donc dans la division. On a peur de réaliser ses rêves, peur de ne pas y arriver, croyance qu'on ne mérite pas. En conséquence, ne plus juger est nécessaire pour acquérir un regard ouvert sur la vie.

Et puis bien sûr, on retrouve ici l'ego. Quelle que soit la manière dont l'ego se manifeste, à travers nos résistances, nos croyances, nos certitudes rassurantes, Ces obstacles ne sont qu'illusion. C'est l'ego qui souffre. C'est ainsi que le mental réagit souvent par la négation, c'est un conditionnement, une réaction automatique. Cela renforce l'ego. L'ego refuse que nous nous acceptions tel que nous sommes, avec nos forces et nos faiblesses. L'ego empêche de dire oui à la vie.

Certains, « saboteurs » ou « paresseux existentiels », éprouvent un malin plaisir à rabaisser l'autre ou à le détruire. Nietzsche appelle le « dernier homme », celui qui est petit, qui ne peut plus grandir et qui prend plaisir à rabaisser celui qui grandit. C'est celui qui ne supporte pas de voir sa propre incapacité de grandir et rabaisse l'autre pour ne pas se voir.

D'autres n'ont pas de désir, pas de motivation, pas d'intention – Ils sont déjà presque morts. Ce sont les plus grands vampires de la planète.

3 – Comment faire ?

En fait, il n'y a pas grand-chose à faire, il n'y a rien à agir, simplement rester avec soi-même à la fois dans le silence et dans le courant de la vie. S'ouvrir à l'Amour ne relève pas de la volonté, de l'effort, mais de la Présence, de l'attention, et de l'acceptation de soi tel que l'on est. Plus on s'accepte, plus l'ego perd en vigueur, se dissout, disparaît. Toutefois, pour nous fabriquer un terrain de paix intérieure propice à cette rencontre, nous pouvons et devons nous aider nous-même par certaines pratiques. Le calme et le silence sont l'état idéal où tout phénomène peut se révéler. Rumi dit : « Au-delà des idées de mal agir ou de bien agir, il y a un champ. Je t'y donne rendez-vous. » C'est le champ du non-jugement, où l'ego n'a pas de place. Mais en même temps, il s'agit aussi de se laisser porter par le flux en évitant d'être pris aux pièges des marres stagnantes de nos peurs.

Les mots-clés sont Amour, Impulsion, Lumière, Contemplation, Compassion, Intention, Écoute, Empathie, Conscience de l'Autre, Altruisme, Intuition, Harmonie, Gratitude, Humilité, Authenticité, Sincérité, Charité.

Quelques idées pratiques pour créer un contexte favorable :

La pratique est bien sûr indispensable, elle aide considérablement tant qu'elle n'est pas confondue avec le but. Si l'on s'attache à la pratique, on conforte ses illusions et ses névroses. Un enseignement qui ne subit pas l'épreuve de la mise en pratique n'est que savoir, rapidement périssable, et non Connaissance, impérissable.

Dans la pratique de la sophrologie, on retrouve les éléments essentiels des grandes traditions : la respiration, la méditation, l'énergie, l'intention, l'imagination, la création, etc. Plus on avance dans la pratique, plus les temps de pause, d'intégration, s'allongent. Ce sont des temps de silence intérieur, de méditation, d'accueil de ce qui est. Si les visualisations développent l'accès à notre monde intuitif, et donc libère notre inventivité et notre créativité, les temps de pause méditative sont une ouverture où tout phénomène peut se manifester. On sait que la pratique régulière de la sophrologie est bénéfique et ne peut qu'aider l'amélioration de l'équilibre émotionnel, de la santé, de la compassion.

Les attitudes fondamentales, selon « Enquête au cœur de l'être », sont : s'impliquer totalement, donc avoir une intention et s'engager pleinement, tourner son regard vers l'intérieur, se relier, aimer, accueillir ce qui est, se sentir responsable, Être dans le monde mais pas du monde, vivre en pleine conscience.

J'y ajouterai la gratitude. Christiane Singer dit « Rien ne nous est dû, tout est cadeau ». Le manque de gratitude nous plonge dans une insatisfaction permanente et nous fait nous identifier à notre souffrance. La gratitude nous allège, nous illumine.

J'y ajouterai aussi l'amour bienveillant. Matthieu Ricard parle de méditation en « pleine conscience bienveillante ». Les séances de pratique sophrologique sur les valeurs, particulièrement sur la valeur Amour ou Amour bienveillant, développent la compassion, l'altruisme. Lors des séances, nous évoquons la valeur tout en restant en présence de notre corps et de notre énergie. Il ne s'agit pas de réfléchir sur la valeur, mais de laisser se rencontrer consciemment la valeur choisie, le corps et l'énergie, de vivre le phénomène et d'accueillir comment nous nous ressentons avec la présence de cette valeur en nous. Il n'est pas rare, lors de ces pratiques, de voir le visage de mes élèves ou patients sourire et s'illuminer. Lorsqu'on s'accorde cet amour bienveillant, il résonne sur cela qui était déjà en nous, peut-être ignoré. Il émerge, grandit, nous emplit et nous illumine. C'est un amour sans objet particulier, on se l'offre, on peut alors l'offrir à notre entourage, aux personnes que nous aimons, puis élargir de cercle en cercle aux personnes moins proches avec qui nous avons des relations plus neutres affectivement, puis même à ceux qui nous ont nui, et finalement à l'humanité entière, au monde, à l'univers.

J'ajouterai enfin le pardon. Pardonner, c'est voir au-delà de soi, comprendre que la personne qui nous a blessé a réagi en fonction de ses propres blessures ou blocages, et souvent n'avait pas l'intention de nous faire du mal. Ne pas pardonner fait que nous restons douloureusement enfermés à l'intérieur de nos rancœurs, sans pouvoir ouvrir la porte du cœur. Pardonner, développer la compassion, l'altruisme et la gratitude ouvre à l'amour et permet de le vivre pleinement.

L'intention, le désir ardent est à la base de l'ouverture du cœur, de la spiritualité. Le désir est l'impulsion du cœur. Pas le désir d'obtenir quelque chose, mais le désir profond, l'aspiration sans but défini en est la base, le moteur ; l'expérience de l'être en est le chemin. Spinoza écrit : « Le désir est l'essence même de l'homme » (Ethique III – Définitions 1 des affections).

Et cela apporte la Joie parfaite, c'est-à-dire le plaisir d'être, plaisir du plaisir, la paix, cela se vit quand on est totalement dans ce qu'on fait. Alors on s'ouvre à la créativité et à la perception de la beauté, la clarté de l'esprit ou lumière, l'harmonie, le sentiment de la plénitude de l'être, la confiance totale, l'espoir total, la vraie liberté. L'intention manifestée pleinement mène à la cohérence et à l'harmonie. Plus on est dans l'harmonie, c'est-à-dire quand toutes les parties de soi (ou le plus possible) sont en accord ou en conversation, aucune n'étant rejetée, sacrifiée, et sans conflit interne, alors le corps est en paix, il n'a plus besoin de se manifester par des maladies ou symptômes. Thierry Janssen cite : « On a observé, en pratiquant l'autopsie de cerveaux de personnes très âgées – en particulier de religieuses qui, de leur vivant, avaient accepté de servir ainsi la science -, que certaines présentaient tous les signes anatomo-pathologiques correspondant à la maladie d'Alzheimer, alors qu'en réalité elles avaient échappé à ses manifestations cliniques. Pourquoi ? On ne le sait pas encore mais on a trouvé une corrélation troublante entre ce fait pour l'instant inexplicable (le non-déclenchement de la maladie) et le parcours personnel des religieuses concernées : en relisant les déclarations d'intention qu'elles avaient rédigées, toutes jeunes, au moment de faire le choix draconien d'entrer dans les ordres, on s'est aperçu que toutes l'avaient fait avec une joie et une conviction pleines et entières – ce qui n'est pas toujours le cas, loin de là. Et la suite de leur parcours avait apparemment obéi à la même attitude. Ces femmes avaient donc réussi à vivre dans une grande cohérence, leur désir essentiel et leur choix de vie se trouvant en quelque sorte alignés… Je suis convaincu que notre plus ou moins grande cohérence existentielle est un autre facteur décisif du maintien de notre santé physique et psychique. » (in Votre cerveau n'a pas fini de vous étonner)

Les visualisations font partie des techniques de la sophrologie. Evoquer des scènes du passé, du présent ou du futur, toujours positives, renforcent l'état de mieux-être, de confiance, d'harmonie et d'unité. Lors des pratiques de sophrologie, il faut relier la visualisation au corps, pour qu'il y ait intégration au niveau corporel, pour que ce soit opérationnel, qu'il y ait ancrage. Sinon c'est juste de la visualisation positive.

La visualisation créatrice - à ne pas confondre avec la pensée passive, c'est-à-dire la pensée qui passe par la tête quand on arrête de fixer sa concentration sur un but précis ou une activité, repose sur la communication entre esprit et corps, elle permet de concevoir mentalement images et idées. L'imagination est l'aptitude à créer une image mentale ou une idée dans notre esprit. Développer ses capacités de visualisation créatrice permet d'accroître ses aptitudes à l'innovation. Cette perception imaginative qui se traduit en couleurs, en formes, en sons, en parfums, en toutes les sensations possibles, nous donne une authentique image. La vraie image est une image créatrice. Elle consiste à pouvoir investir un objet par tous les côtés à la fois et dans toutes ses dimensions. Car nous pouvons parler d'images sonores, d'images en mouvement, olfactives, etc. Toute représentation est image et les représentations utilisent les messages des sens. En fait, tous nos sens peuvent intérieurement édifier une image.

En 1922, lorsqu'un journaliste interroge Niels Bohr qui vient de recevoir le prix Nobel de physique pour la découverte de la structure de l'atome, et lui demande comment il a fait cette découverte, celui-ci répond qu'il l'a rêvé une nuit ; dès le matin, il a vérifié ce que lui avait révélé son rêve. C'était bien la structure de l'atome.

La méditation : le silence, et la méditation, c'est se couper momentanément de l'agitation autant extérieure qu'intérieure, de tout le parasitage qui brouille notre écoute. La méditation a pour but de rassembler l'être dispersé, de le ramener au centre, le cœur, pour écarter les peurs, les constructions du mental, les servitudes et les bruits extérieurs. C'est dans ce centre si difficile à contacter que se trouve le lieu d'une liberté infinie. La méditation a un impact bénéfique sur la mémoire, la concentration et le bien-être émotionnel. Pratiquée régulièrement, elle réduit le stress et l'anxiété, améliore la clarté d'esprit, libère la créativité et crée peu à peu cet état de paix et de silence recherché. Là l'ouverture devient possible.

Deepak Chopra en parle ainsi : « la méditation nous conduit à la paix profonde de notre intériorité, où nous oublions la peur et l'angoisse de notre ego et nous entrons en contact avec notre âme. Si nous pénétrons dans la méditation, tout sentiment de séparation s'évanouit et nous accédons à une profonde conscience de l'unité. L'expérience du silence intérieur rafraîchit l'esprit et lui permet de dévoiler les schémas mentaux qui nous conditionnent, nous donnant ainsi la liberté d'être nous-même et de voir les autres tels qu'ils sont réellement. Le regard éclairé de l'âme est le fondement de la paix ». Cela nous amène à découvrir notre nature qui est Amour.

Nous créons ainsi un espace où ce que nous sommes vraiment peut s'exprimer. Nous pouvons ainsi nous mettre à l'écoute du tout, du silence, de l'autre, de la nature, et aussi de soi en tant qu'élément de ce tout, écouter dans l'absolu, écouter sa voix, sa sonorité, son intonation.

La pratique de la sophrologie exacerbe nos sens. Nous pouvons ainsi mieux percevoir la présence de nos sensations, puis de nos sentiments, de façon de plus en plus fine. Nos sens deviennent le véhicule vers une dimension plus subtile ou plus divine, pour arriver ainsi au cœur, à la présence de l'amour en nous. L'attitude de réceptivité sans attente, sans jugement, sans culpabilité, sans préjugé, sans a priori, sans comparaison, offre et cultive cet accès subtil à une conscience plus vaste. Cela consiste à reconnaître et contourner les ruminations du mental, à aller au-delà de la distraction pour entrer dans l'attention, en étant vierge de tous conditionnements, de toutes croyances.

La respiration consciente : respirer consciemment signifie être conscient du flux et du reflux de l'air qui pénètre et ressort des poumons, être conscient de leurs rythmes, de leur amplitude. La respiration est le signe manifeste de la vie. Être conscient de notre respiration renforce la vitalité en nous. C'est aussi découvrir que nous avons la capacité d'agir sur notre respiration, d'en modifier le rythme et/ou l'amplitude. La respiration consciente a pour effet direct de nous recentrer. Elle nous amène à vivre pleinement le moment présent, à être en parfaite harmonie avec soi. Plus on pratique la respiration consciente, plus on améliore la qualité de Présence à soi-même. C'est le « moteur » de la sophrologie.

L'énergie : le travail sur l'énergie développe sa perception, à la fois des liens d'énergie avec notre environnement, et aussi de la circulation de l'énergie à l'intérieur de notre corps. L'énergie circule en nous et hors de nous. Tout est énergie. Nous avons tendance à chercher l'énergie nécessaire à la vie à l'extérieur, alors que la source est principalement en nous.

Nous sommes constitués des mêmes composants que les étoiles, les plantes et tout autre élément de l'univers. C'est juste l'assemblage de ces atomes et molécules qui créent des structures et des formes différentes. Nous sommes poreux et l'énergie nous traverse. Elle est fondamentale, car elle est à la base du fait que nous sommes vivants.

Tout étant énergie, nous sommes donc traversés par les énergies qui nous entourent. Il est de notre responsabilité d'être conscient des nourritures que nous absorbons, qu'elles soient alimentaires, affectives, intellectuelles ou spirituelles… La contemplation d'un coucher de soleil nous emplit de beauté, de plénitude et autres sentiments positifs favorables à notre épanouissement et à l'ouverture du cœur. En revanche, l'enfermement dans des jeux vidéo violents, isole le joueur et nourrit ses énergies négatives.

Une vie spirituelle : c'est une expérience à vivre directement, ici et maintenant, et non à penser intellectuellement. La voie spirituelle est une ouverture au divin. Elle apporte les éléments qui permettent de recevoir ces cadeaux que sont la vie, la joie et l'amour. C'est un investissement de tout son être, comme on le constate dans de nombreuses traditions et de nombreuses pratiques qui se vivent totalement, à la fois corporellement, psychiquement, affectivement, émotionnellement, spirituellement.

Dans l'Islam et particulièrement le soufisme, cœur de l'Islam, le « dhikr » qui peut se traduire par « souvenir », « répétition », désigne l'exercice spirituel consistant à répéter un grand nombre de fois certaines formules tirées du Coran. Il a pour but de sortir de l'engluement des soucis du quotidien pour accéder à un niveau plus lumineux, de purifier le cœur, d'élever l'âme. Lorsqu'on pratique le dhikr en groupe, avec respiration et mouvements d'arrière en avant et répétition de versets du Coran, il se produit une forme d'ouverture intérieure à des énergies qui nous dépassent : « Tout est relatif sauf l'Absolu divin ».

La puja (pooja) en l'Inde est elle aussi très codifiée, c'est une purification spirituelle grâce à des exercices respiratoires et des mantras répétés. Sur les Ghâts des rives du Gange, à Bénarès, quand la nuit tombe, au milieu des offrandes de fleurs et de nourriture, des parfums et des fumerolles des encens, des bougies qui flottent sur le fleuve, commence une danse qui intègre les participants. Les officiants jonglent avec le feu, font sonner les cloches, soufflent dans les conques, tapent sur les tablas qui peu à peu mènent à un état de transe.

Sainte Thérèse d'Avila, grande mystique chrétienne, était dans la totalité de son être, vivant son état d'« épouse du Christ » dans toutes les dimensions, de la plus divine à la plus physique, représentation parfaite de la spiritualisation du corps et de l'incarnation de l'esprit, de ce mouvement libre et dans les deux sens de l'énergie entre divin et matériel, traversant toutes les dimensions de l'être.

La prière nous aide à contacter notre cœur au divin. Elle nous rend humble et cette humilité nous donne accès au tout. Elle modifie notre regard sur les évènements. Elle permet de dépasser la souffrance, de s'en dégager, de nous en libérer par le pardon, la gratitude ou la bénédiction et de voir à nouveau la beauté. La beauté fait partie de la prière, c'est une expérience qui touche notre cœur, notre corps, notre esprit et notre âme.

Lors des séances de sophrologie sur les valeurs existentielles comme l'universalité, la divinité, l'éternité, ou l'amour, l'amour bienveillant, la compassion, la liberté... Nous laissons venir une de ces valeurs ou nous l'évoquons. Nous la vivons corporellement. Nous gardons dans notre conscience la présence de notre corporalité, de notre énergie et de la valeur choisie. Cette rencontre génère un phénomène. Nous l'accueillons. Peut-être des images surgissent, des associations, des sentiments, des émotions. Nous nous en nourrissons, corps, âme et esprit. Au fur et à mesure des pratiques, l'effet se renforce. Par exemple, la valeur amour nous amène progressivement à passer de l'amour pour nos proches, pour un objet déterminé ou pour l'humanité à un état d'Amour beaucoup plus large.

Quelles que soient les moyens utilisés, les techniques suivies, ces pratiques nous amènent dans un état de développement de nos perceptions et d'écoute. L'écoute est aussi une ouverture, une sorte de curiosité profondément enracinée, une ouverture divine à cette curiosité qui amène avec elle une subtilité puissante qui nourrit l'âme à travers les sens. Nos sens peuvent percevoir la divinité dans la nature, des chants d'oiseaux par exemple, en enracinant notre écoute dans notre cœur, c'est l'écoute du cœur. L'écoute se fait dans le silence. Lors d'une séance où l'on écoute une musique (la musique de Mozart, on le sait, est une valeur sûre, positive, gaie, légère), la conscience se porte sur comment nous sous sentons et ressentons en train d'écouter cette musique. Qu'éprouvons-nous ?

Au fur et à mesure des pratiques, la sophrologie devient de plus en plus méditative. Les temps de pause s'allongent. Si les visualisations développent l'accès à notre monde intuitif et donc libère notre inventivité et notre créativité, les temps de pause méditative sont une ouverture où tout phénomène peut se manifester.

L'amour devrait permettre de se nourrir d'énergies positives et constructives. Il y a donc un choix conscient à faire sur les valeurs que l'on veut développer et renforcer en soi. La sophrologie nous fait découvrir nos valeurs, et nous avons le choix de privilégier telle ou telle de ces valeurs. Si nous choisissons de renforcer l'ego, ou la réussite professionnelle et financière au prix d'écraser les autres, plutôt que le respect, l'altruisme et la générosité, nous ne faisons que nourrir et exacerber nos mauvaises énergies. En revanche, si notre choix se porte sur l'amour, nous nous construisons une toute autre réalité qui rayonnera en nous et autour de nous. La fable des deux loups racontée par un chef Indien Cherokee à son petit-fils en est une belle illustration. « C'est un combat terrible qui se produit entre deux loups. L'un est mauvais, il n'est que colère, envie, tristesse, regret, avidité, arrogance, auto apitoiement, culpabilité, ressentiment, sentiment d'infériorité, mensonges, faux orgueil, sentiment de supériorité et ego ». Alors que l'autre loup, dit-il « est bon, et n'est que joie, paix, amour, espoir, sérénité, humilité, bonté, bienveillance, empathie, générosité, vérité, compassion et foi ». Le petit-fils demanda : « Grand-père, lequel des deux loups va gagner ? » Le vieux Cherokee sourit et répondit simplement : « Celui que tu nourris ».

Cette bataille intérieure est vécue par chacun d'entre nous.

Conclusion

LA LUMIERE, LA VERITE, LA PAIX

« L'Homme a non seulement le Droit, mais le Devoir d'Espérer. Tout l'avenir de la terre paraît suspendu en sa foi en l'Avenir »,
Pierre Teilhard de Chardin

« La vérité est en soi évidente. Dès que vous avez éliminé les toiles d'araignée de l'ignorance qui l'entourent, elle resplendit de toute sa clarté », Mahatma Gandhi

« Tu ne le sais pas encore ? C'est Ta lumière qui donne lumière au monde », Rumi

« Moi, Thoth, l'Atlante, je donne librement aux enfants des hommes ma sagesse, mon savoir et mon pouvoir afin qu'ils puissent à leur tour disposer de la sagesse et du pouvoir de transpercer le voile de la nuit grâce à la vigueur de leur lumière. Homme, ne sois pas vaniteux car Sagesse est pouvoir et pouvoir est sagesse afin de contribuer à la perfection du Tout. Sache que tu dois échanger avec l'ignorant et avec le savant. S'ils viennent à toi écoute-les car la sagesse est en Tout.

Ne reste pas silencieux lorsque le mal est prononcé car la vérité brille au dessus de tout, comme le Soleil. Celui qui contrevient à la Loi se punira lui-même parce que c'est à travers cette loi que l'Homme acquiert sa liberté.

Ne laisse pas la peur te submerger car la peur est un obstacle, une chaîne qui retient les hommes dans l'obscurité. Durant ta vie active écoute ton cœur et suis ce qu'il te conseille. Aucune richesse ne te sera utile si tu t'ouvres à ses conseils et si tu suis sa voie. Jamais tu ne perdras si tu suis ton cœur. », Hermès Trismégiste, Tablettes d'Emeraude de Thoth : 3.1

« La Voie est difficile pour notre ego, mais heureuse pour notre âme. Tout ce qui est difficile pour notre ego s'avère finalement être une source de joie et de plaisir », Mawlana Cheikh Nazim Al Haqqani Al Qoubroussi an Naqshbandi

Dans le Seigneur des Anneaux de J.R.R. Tolkien, l'armée de l'ombre est faite d'innombrable monstres clonés, indifférenciés, dans la totale dépendance de leur maître Sauron. Lorsque celui-ci est détruit, son armée perd tout pouvoir, se dissout. Face à elle, la Communauté de l'Anneau est composée d'une poignée de personnages dans la lumière, venant de peuples différents, hommes, nains, hobbits, elfes. Ils sont conscients, individués, indépendants les uns des autres, même s'ils sont unis dans une quête commune. Si l'un d'eux meurt, les autres restent vivants, avec tout leur pouvoir. Ils sont autonomes, libres et responsables. Leur énergie conjuguée et leur foi commune vont ainsi triompher de la redoutable armée de Sauron.

Le cheminement conscience – pouvoir – cœur conduit inéluctablement à l'individuation et à conquérir sa liberté. S'individuer, c'est devenir un individu à part entière, en harmonie avec sa personnalité, sorti des conditionnements et des illusions, qui pense consciemment par lui-même, qui fait les choix justes, c'est-à-dire en accord avec ses propres valeurs existentielles et donc en harmonie avec son chemin. Ce n'est pas se couper du collectif ou de la société, c'est vivre avec, rester relié, mais conscient. S'individuer mène à la liberté.

La liberté est souvent un concept mal compris. Ce n'est pas faire ce qu'on veut quand on veut, ce qui équivaut à rester dans l'illusion, dans la provocation ou la rébellion. C'est être soumis à son être essentiel, à ses valeurs. C'est se libérer de son ego dominateur, de tous les oripeaux qui nous cachent notre être essentiel. Là, dans ce respect de soi, on peut se couler harmonieusement dans le flot de la vie.

A cet égard, l'entraînement en sophrologie doit mener l'homme à la découverte de lui-même en même temps qu'à une juste intégration dans la société, tout en conservant son indépendance et son individualité. Les techniques et méthodes s'orientent vers la découverte des grandes valeurs existentielles. Et bien sûr, si les structures sont universelles, les contenus restent personnels.

Nous sommes encore et toujours dans un passage. Nous quittons un monde ancien et un nouveau émerge, avec de nouveaux paradigmes. Nous n'avons pas le choix, il est nécessaire que nous évoluions pour nous adapter de façon juste à ce nouveau monde et que nous nous élevions au-dessus des trivialités du matériel pour enrichir notre foi, celle qui déplace les montagnes et élargit le champ de conscience. Nous avons encore et toujours la responsabilité de l'évolution de l'humanité.

L'intention serait donc de prendre le chemin de « vers qui l'on est ». Les évolutions successives au fur et à mesure des cycles : conscience, pouvoir, amour, amènent à la transformation, voire à la transmutation, et à la sagesse. « La sagesse n'est pas un idéal de plus, encore moins une religion. La sagesse, c'est cette vie-ci, telle qu'elle est, mais vécue en vérité » dit André Comte-Sponville dans Le bonheur désespérément. « Le sage est partie prenante et agissante de l'univers ». Et citant Épicure : « Il n'est sagesse que de joie, il n'est joie que d'aimer ». Jean-Yves Leloup parle des philosophes Thérapeutes : « Philon les définit comme des « philosophes », des hommes et des femmes qui aiment la sagesse. Il précisera par ailleurs que ce sont des « vrais philosophes », c'est-à-dire qu'ils ne se contentent pas de discourir sur tel ou tel sujet avec brillant et brio comme le font les sophistes, ils s'efforcent de conformer leur agir à leur pensée et leur pensée à leur Être profond. Le vrai philosophe ne fait pas que spéculer, il se transforme. L'homme est son livre d'étude, il doit en tourner les pages et en découvrir l'Auteur......pour le Thérapeute, le corps ne peut pas être seulement considéré comme un objet, comme une machine au fonctionnement défectueux qu'il s'agirait de « réparer » ; le corps est un corps « animé ».... Soigner le corps de quelqu'un, c'est être attentif au souffle qui l'anime ».

La création est plus importante que le résultat. Il est plus important de vivre chaque instant du chemin plutôt que de chercher à atteindre un but. Le simple fait de poursuivre un but fausse le chemin. C'est dans cette création là, pure, qu'il y a véritable évolution vers son être.

Nous devenons Un en même temps que l'élément d'un Tout, et indissociable de ce Tout, un microcosme dans un macrocosme.

Le chemin qui mène vers soi n'est pas un chemin paisible, calme et ordonné. C'est parfois le chaos d'un magma en ébullition qu'il faut traverser pour se reconnecter aux énergies premières.

Le Pouvoir Personnel, c'est faire pour être. Donc devenir. L'acte juste qui nous crée ce que l'on devrait être. Apprendre à vivre. Les actes qui nous différencient du moule commun pour être un véritable Soi, c'est là tout l'art du savoir vivre.

La Conscience devient consciente. Comment la conscience devient-elle consciente d'elle-même, mais aussi de son pouvoir, de son cœur. C'est une relation privilégiée avec notre être vrai, notre Soi, qui a été brisée, interdite. C'est dans le Sacré que l'on retrouve cette relation à soi, à l'autre, à l'univers, relation qui a été perdue et que l'on doit retrouver.

Le Cœur se fait créateur : la création surgit – le cœur embrasse un état de spontanéité – donc le Temps et les multiples dimensions du Soi et de celles de l'univers

Le Cœur devient empathique. L'étendue de la puissance de l'empathie. Il est possible de voir par le cœur et de vivre bien présent au présent.

Le Pouvoir rayonne quand il a acquis sa connexion au cœur et à la conscience. Il rayonne autour de lui. L'être, dans son pouvoir, apprend qu'il est, à travers ce qu'il fait. Ses actes le révèlent à lui-même.

La Conscience maîtrise l'ego. De quoi parle-t-on ? A un certain niveau d'évolution, rien ne passe, rien ne se passe, rien n'arrive tant que le « Je » conscient ne le choisisse, ne le décide, et surtout ne le mette en actions. Il faut aussi que l'ego accepte d'obéir. C'est souvent là que ça bloque. Pourquoi tant de résistances à changer à l'appel de son cœur ?

Science ou Conscience ? Savoir ou être conscient ? La Conscience doit être éveillée dès le début de la vie, dès le début d'un processus : savoir que nous avons un corps, une âme, et un esprit n'est pas la même chose que d'en être conscient. L'éveil permet de passer du savoir au conscient.

Le cœur est compatissant : dans l'éveil du cœur, la compassion se joint à l'empathie, le divin à l'incarné. C'est le défi de l'initié à connecter son soi divin à son cœur. Le cœur peut ouvrir le passage au divin et le faire accéder au corps. L'initié devient alors un voyageur dans l'immortalité.

Le Pouvoir mène à être, à créer sa réalité, à créer de la réalité. C'est la fusion du cœur, de la conscience et du pouvoir dans l'être. L'être est. Vu de l'extérieur, il n'est plus que pouvoir. De l'intérieur, il a fusionné le pouvoir avec le cœur et la conscience dans un tout. Il ne voit plus son pouvoir, ou du moins il ne s'en préoccupe plus puisqu'il est pouvoir.

L'être retrouve l'émerveillement du miracle de la vie, la confiance en lui et en l'enchantement de l'univers, la foi. Il renforce l'esprit et nourrit l'âme.

La lumière est le moteur de la conscience, mais c'est aussi une énergie qui éclaire la réalité. C'est l'énergie qui alimente le moteur de la conscience. Le mot lui-même nous renvoie à tout ce qui est "éclairé" par opposition à tout ce qui est sombre. Un "homme éclairé" est quelqu'un qui est présumé conscient, tolérant et en recherche de l'être.

La Lumière nous renvoie à la Conscience, au pouvoir d'être plutôt que de ne pas être, au pouvoir de déchiffrer l'univers, à la capacité de mouvoir l'univers plutôt que d'être mu par lui comme une machine programmée. La Lumière est l'image symbolique de cette énergie, de ce "cela" qui permet l'Être, la Conscience, la Création, le Devenir ou la Beauté.

L'être humain est un infini de potentiels que nous avons à activer, à manifester concrètement. À chaque fois que nous élargissons notre conscience, nous créons et renforçons la connexion au champ de conscience universel et nous facilitons cet accès aux autres êtres humains. Cela aide l'ensemble de la société à accéder à un niveau de conscience supérieur. À chaque fois que nous prenons un peu plus de notre pouvoir personnel, nous générons un flux d'énergie dont bénéficient les autres humains. À chaque fois que nous ouvrons notre cœur, nous provoquons un flot d'amour qui irradie autour de nous. À chaque fois que nous exprimons qui nous sommes, nous aidons les autres à exprimer qui ils sont.

Plus nous nous individuons, plus nous devenons altruistes, plus nous pouvons aider les autres, plus nous participons à l'évolution de l'humanité.

A la fin de sa vie, Jung se sert de la notion de karma, il dit : « ce que nous avons à accomplir, c'est notre véritable destin ». Nietzsche dit la même chose quand il parle de l'*amor fati,* aimer son propre destin. L'idée est que nous devons aimer, admettre, réaliser ce que nous sommes profondément. Dans une certaine perspective, nous pourrions dire qu'un destin nous est affecté sous l'impulsion et la régulation de notre Soi qui nous pousse à agir. On parle de karma. En même temps, notre Soi nous appelle, nous appelle à travailler.

Yvan Amar, dans l'alchimie de l'homme : « nous sommes engendrés, créés par cette intelligence que nous nommons univers. Cet univers est intelligent, il porte un projet dans lequel nous avons un sens. Au travers de l'enseignement, nous pouvons nous éveiller à ce sens en ressentant notre appartenance à cet univers. Vivre cette reconnaissance, c'est ressentir cette intelligence, ressentir en quoi nous sommes nécessaire à ce projet. C'est ressentir naturellement que cet univers nous a créé parce que, d'une certaine façon, il a besoin de ce que nous sommes pour accomplir ce projet qui n'est autre que se reconnaître lui-même. Nous sommes sur terre le lieu de reconnaissance de la conscience cosmique.... Nous sommes le lieu où l'univers veut prendre conscience de lui-même. »

Khalil Gibran, dans Le Prophète, fait parler Almustafa : « Vous serez libres en vérité non pas lorsque vos jours seront sans un souci et vos nuits sans un désir et sans une peine, mais plutôt lorsque ces choses enserreront votre vie et que vous vous élèverez au- dessus d'elles nus et sans entraves ».

Remerciements

Je tiens à remercier mon mari, mes enfants et mes amis, particulièrement Bertrand, Catherine, Lilou, Nordine et Brigitte pour leur indéfectible soutien.

Je remercie Yves Lambert, Alexandrine Galli, Marc Bériault, Gilles Verrier et toutes les rencontres fondatrices, tous ceux qui m'ont ouvert des portes, ont créé les déclics qui m'ont fait grandir.

Merci à Issam pour son coup de main informatique. Et merci à l'équipe de L'Harmattan qui a permis cette belle aventure éditoriale.

BIBLIOGRAPHIE

AÏVANHOV Omraam Mikhaël, Les lois de la morale cosmique, Editions Prosveta, 1980

AMAR Yvan, La conscience corporelle, Les Editions du Relié, 2006

ANCELIN-SCHÜTZENBERGER Ann, Aïe mes aïeux ! Edition la méridienne, 1993

ANDRÉ Christophe, JOLLIEN Alexandre, RICARD Matthieu, Trois amis en quête de sagesse, Editions de Noyelles, 2016

BALMARY Marie, Le moine et la psychanalyste, Editions Albin Michel, 2005

BARET Eric, Le sacre du dragon vert. Pour la joie de ne rien être, J-C Lattès, 1999

BERIAULT Marc, Chakra et circulations d'énergie, Montréal, Canada

BERIAULT Marc, La Voie de l'Arbre, Les Chakra, Bibliothèque nationale du Canada, 2007

BIEHN Michel, Cruelle coquetterie ou les artifices de la contrainte, Editions La Martinière, 2006

BIGE Luc, L'homme réunifié, Editions du Rocher, 1995

BIGE Luc, Prométhée, le mythe de l'homme, Les éditions de Janus, 2005

BEAUREGARD Mario & O'LEARY Denyse, Du cerveau à Dieu. Plaidoyer d'un neuroscientifique pour l'existence de l'âme, Editions Trédaniel, 2015,

BOUCHART D'ORVAL Jean, L'impensable réalité : Physique et sagesse traditionnelle

BOUCHART D'ORVAL Jean, Héraclite, Les Editions du Relié, 1997

BRADEN Gregg, Secrets de l'art perdu de la prière, Editions AdA, 2007

BROSSE Jacques, Mythologie des arbres, Petite Bibliothèque Payot, 2001

CHAPELLE Cindy – La Sophrologie pour les nuls – First Éditions, 2011
CHOPRA Deepak, Le corps quantique, InterEditions, 1990
CHOPRA Deepak, Le livre des secrets, Guy Trédaniel Éditeur, 2005
COMTE-SPONVILLE André, Le bonheur désespérément, Editions Pleins feux, 2000
CYRULNIK Boris, BUSTANY Pierre, OUGHOURLIAN Jean-Michel, ANDRE Christophe, JANSSEN Thierry, VAN EERSEL Patrice, Votre cerveau n'a pas fini de vous étonner, Clés, Editions Albin Michel, 2012
DAMASIO Antonio, L'erreur de Descartes, la raison des émotions, Poches Odile Jacob, 1995
DAMASIO Antonio, Spinoza avait raison, Poches Odile Jacob, 2003
DESJARDINS Arnaud, Retour à l'essentiel, Le grand livre du mois, Editions de la Table Ronde, Paris, 2002
DEVILLARD Anne, Les forces de guérison, Editions Albin Michel/Question de, 2013
DÜRKHEIM Karlfried Graf & CASTERMAN Jacques, Le centre de l'être, Spiritualités vivantes, Albin Michel, 1992
ELIADE Mircéa, Aspects du mythe, Editions Gallimard, Idées, 1963
ETCHELECOU Bernard, Manuel de sophrologie pédagogique et thérapeutique, Editions Maloine, 1996
GAUTIER Pascal, Découvrir la sophrologie, Inter Éditions, 2011
GIBRAN Khalil, Le Prophète, Livre de poche, 1993
GUILLE Etienne, L'homme entre ciel et terre, Collection L'Originel, J-L Accarias éditeur, Paris, 1994
GUILLOT Renée-Paule, Paracelse, Un dialogue avec l'Univers, Editions Dervy, 2000
GURDJIEFF Georges Ivanovitch, Rencontres avec des hommes remarquables, Editions du Rocher, 2010
GOUGAUD Henri, Les 7 plumes de l'aigle, Editions Seuil, 2002
HAMPÂTÉ BÂ Amadou, Vie et Enseignement de Tierno Bokar : le Sage de Bangiagara, Editions du seuil, 1980
JANOV Arthur, La Biologie de l'amour, Editions du Rocher, 2001

JODOROWSKY Alexandro, La voie du tarot, Albin Michel, 2004
JOLLIEN Alexandre - L'éloge de la faiblesse, Cerf Editeur, 1999
JUNG Carl Gustav, L'Homme à la découverte de son âme, Albin Michel, 1987
KOTSOU Ilios, Éloge de la lucidité, Robert Laffont, 2014
KÜBLER-ROSS Elisabeth, Sur le chagrin et le deuil, J-C Lattès, 2009
LAMBERT Yves, Instruire et éduquer avec la sophrologie, Éditions L'Harmattan, 2011
LELOUP Jean-Yves, Qui est « JE SUIS » ?, Les éditions du Relié, 2009
LELOUP Jean-Yves, Prendre soin de l'être : Philon et les thérapeutes d'Alexandrie, Spiritualités vivantes, Albin Michel, 1999
LELOUP Jean-Yves, BENSAÏD Catherine, Qui aime quand je t'aime ? De l'amour qui souffre à l'amour qui s'offre, Editions Albin Michel, Clés, 2005
LENOIR Frédéric, L'Âme du monde, NiL éditions, Paris 2012
LENOIR Frédéric, La puissance de la joie, Editions Fayard, 2015
LIPTON Bruce H, Biologie des croyances, Editions Ariane, 2016
LOW Albert, Créer la conscience, Editions Le Relié (préface de Marc de Smedt), 2012
MALOUF Amin, Le dérèglement du monde, Le Livre de Poche, Editions Grasset, 2009
NARBY Jérémy, Le serpent cosmique, l'ADN et les origines du savoir, Georg éditeur
NIETZSCHE Friedich, Ainsi parlait Zarathoustra, Le Livre de Poche, 1972
ODOUL Michel, Dis-moi où tu as mal ?
Editions Albin Michel, 2003
PLATON, Le banquet, Editions GF Flammarion
RICARD Matthieu, L'art de la méditation, Editions NIL, 2008
ROUSSEAU Véronique, FOUCHÉ Benoît, DECLERCK Michèle, DELISLE Agathe, La sophrologie ou le pouvoir des images en psychothérapie, L'Harmattan, 2004

SERRES Michel, Variations sur le corps – Editions Le Pommier -1999
SINGER Christiane, Où cours-tu, ? ne sais-tu pas que le ciel est en toi ? Editions Albin Michel, 2001
SMEDT (de) Marc, 50 techniques de méditation, Le Grand Livre du Mois, 1996
SMEDT (de) Marc, Une journée, une vie, Editions Albin Michel, 2013
SOUZENELLE (de) Annick, Le symbolisme du corps humain, Albin Michel, 2000
SPINOZA Baruch, Ethique, GF Flammarion, 1993
TEILHARD DE CHARDIN Pierre, Le phénomène humain, Editions du Seuil, 1956
TINH XUAN THAN, Origines, La nostalgie des commencements, folio essais, Gallimard, 2003
THICH NHAT HANH, Le miracle de la pleine conscience, Editions J'ai lu, Aventure secrète, 2008
TOLLÉ Eckart, Le pouvoir du moment présent, Editions J'ai lu 2001
TREHEDEL Loïc, L'Alchimie, antique science de demain, Editions du Rocher, 1999
VAISSIERE (de la) Bertrand, Le travail des rêves en psychothérapie analytique jungienne, Editions du Dauphin, 2013
VAN EERSEL Patrice, La Source noire,
Révélations aux portes de la mort, Éditions Grasset & Fasquelle, 1986
VERGELY Bertrand, La souffrance, Collection folio essais, Editions Gallimard, 1997
VERNANT Jean-Pierre, L'univers, les dieux, les hommes, Editions du Seuil, 1999
WALLON Henri, Les origines du caractère chez l'enfant, PUF-Quadrige, Paris, 1984

Revues
Sophrologie Caycédienne – Revue officielle de la Fondation Alfonso Caycedo

Question de N°1, Méditation, L'aventure incontournable, Albin Michel, 2015
Question de N°2, La Nature miroir du Divin, Albin Michel, 2015
Question de N°3, Notre corps, une exploration de l'infini, Albin Michel, 2016

Sites

www.sofrocay.com
www.sophrologie-francaise.com
www.sophrologie-info.com

LEXIQUE

Amour : ouverture, lien, vif pressentiment hors analyse, hors conditionnement et préjugé.

Cénesthésie : impression générale résultant de l'ensemble des sensations corporelles, perception du corps immobile.

Cognition : faculté de connaître, processus d'acquisition de la connaissance.

Conatif (conative) : lié à la conation, élan poussant à l'action, impulsion active, qui se rapporte à la volonté et à l'effort.

Conation = élan poussant à l'action, impulsion active.

Conscience : présence et regard lucide sur soi et son environnement, concerne le mental.
La conscience aujourd'hui s'étudie en laboratoire, notamment grâce à l'imagerie cérébrale qui permet de voir ce qui se produit dans le cerveau quand on passe de l'inconscient au conscient. Cette nouvelle discipline nous apprend que nos neurones travaillent dans l'ombre pour fabriquer la cohérence de nos perceptions, que notre corps et nos émotions, plus que notre raison, gouvernent nos choix, et que nous agissons souvent en mode automatique, sans avoir pleinement conscience de ce que nous faisons.
Le mot conscience dans la langue française recouvre donc beaucoup d'aspects, de la conscience de veille ordinaire (*awareness* en anglais), faculté de se rendre compte de ce que l'on fait au moment où on le fait, à la conscience dont parlent les enseignements spirituels.

Conscience sophronique : état de conscience qui se caractérise par sa nature sereine, positive, porteuse de valeurs, mais que l'on doit conquérir.

Corporalité : le radical "...ité" renvoie à une projection à l'existence, à la vie quotidienne, reliée aux valeurs personnelles de l'individu.

Courage : étymologiquement, cœur en action.

Empathie : aptitude à se décentrer, à faire abstraction de sa propre histoire, pour se représenter le monde de l'autre.

Esprit : (religion) le souffle de Dieu.
Principe de la vie incorporelle de l'homme, l'âme.

Kinesthésie : sensation interne du mouvement des différentes parties du corps.

Mental : ensemble des facultés intellectuelles et psychiques d'une personne.

Noétique : qui concerne la noèse, l'acte de penser.

Noématique : relatif au noème, l'objet de pensée.

Noumènes : tout ce qui est, mais qui ne se manifeste pas.

Numineux : dans la conception jungienne, qui se rapproche, frôle le divin, le « Théos ».

Phénoménologie : « la science de ce qui apparaît à la conscience » ; c'est l'étude descriptive d'un groupe de phénomènes tels qu'ils apparaissent dans l'expérience qu'on en a, sans référence à quelque réalité dont ils seraient la manifestation, une méthode de recherche de la conscience créée par Edmund Husserl, une méthode technique capable d'étudier la conscience elle-même. La maxime de Husserl était « aller aux choses même ». Pour lui, il existe une conscience naturelle opposée à la conscience phénoménologique qui va travailler pour se connaître elle-même.

Phroniques : structures profondes de l'être.

Pouvoir : pouvoir d'acter, d'agir sa vie (différent du pouvoir sur les autres).

Région phronique : espace intérieur, constitué par l'entraînement phronique réductif où le corps et l'esprit établissent la relation phénoménologique qui les transforme en Moi corporel (corps) et Moi présentiel (esprit).

Schéma corporel : c'est une notion complexe qui recouvre la représentation mentale du corps, son "dessin", les sensations (intéroceptives, proprioceptives et extéroceptive), formes, volumes, posture, etc. Il permet la conscience de soi. C'est « le sentiment du corps », dit Caycedo.

Sensations : ce sont les processus les plus élémentaires du champ de conscience.
On peut les classer en :

- sensations proprioceptives, des muscles ; renseignent sur l'attitude, le mouvement, l'équilibre, - La *proprioception* projette dans notre cerveau la cartographie des sensations de notre système musculo-squelettique (elle nous informe sur nos propres mouvements gouvernés par notre sens très sophistiqué de l'équilibre, mais aussi sur tout ressenti ayant trait à une action quelconque) ;
- sensations interoceptives, à la surface (agents intérieurs, depuis les viscères + réflexes végétatifs) – L'*intéroception* projette dans notre cerveau la cartographie des sensations de nos viscères (elle nous informe sur notre état physique, mais aussi sur toute expérience intérieure, émotionnelle ou mentale) ;
- sensations viscéroceptives, réflexes végétatifs
- sensations extéroceptives des récepteurs à la surface du corps (agents extérieurs) – L'*extéroception* projette dans

notre cerveau la cartographie des sensations de nos 5 sens et de notre peau au contact du monde (elle nous informe sur notre environnement, mais aussi, grâce aux neurones miroirs, sur ce qui concerne autrui, donnant naissance à l'empathie).

Ce qui en moi jouit ou souffre, mais aussi se souvient, pense ou imagine, c'est d'abord ce que mon corps transcrit, par ses moindres sensations, en cartes neuronales sensibles. Si je ressens, si je parle ou si je me souviens de quoi que ce soit – me concernant ou concernant le monde -, c'est que mon cerveau projette la cartographie des sentiments (on pourrait dire aussi émotions) de mon corps. Images sensibles, procurant plaisir ou souffrance et suscitant illico des réactions de mon cerveau moteur, dans des boucles action-réaction.

Sophronisant : patient ou élève pratiquant la sophrologie, accompagné par le sophrologue.

Sophronisation : prise de conscience du corps, de l'esprit et des émotions dans un état de relaxation
Techniquement : avec les yeux fermés, le corps détendu et la respiration libre et calme, on prend de conscience de son corps qui se détend progressivement en se concentrant successivement sur chacune des parties du corps depuis la tête jusqu'aux pieds.

Valences : unités composant les structures de la conscience.

Valeurs (in Valeurs phroniques de l'être) : les caractéristiques et structures propres et spécifiques de l'être humain qui définissent sa vie et son existence comme partie intégrante d'un être doté de qualités uniques et originales.

Vivance phronique : acte de conscience qui se réalise pendant la sophronisation, grâce à une action spécifique qui active les structures du moi, leur permettant d'apparaître et d'être vécues.

Annexe

LES 34 CAPACITÉS DE LA CONSCIENCE

Selon le Pr Caycedo

1 – Le rythme nycthéméral : c'est le rythme naturel de la journée de 24h qui commence biologiquement à 3h du matin. (capacitéde modifier les niveaux de vigilance). La Sophrologie agit sur la formation réticulée (ou système réticulaire). C'est la capacité responsable de passer de l'éveil au sommeil et inversement. Plus on pratique l'entrainement sophrologique, plus on intervient sur la facilité à modifier nos niveaux de vigilance (et mieux on dort !), et plus on augmente sa concentration et la conscience de soi.

2 – Le schéma corporel comme réalité vécue : en sophrologie, on vit la réalité en soi et à travers son schéma corporel, la perception qu'on en a ; « j'ai un corps » devient « je suis un corps ». La façon de vivre son schéma corporel est liée à la façon de vivre son schéma existentiel – plus on s'accepte, plus on accepte l'autre.

3 – La cénesthésie : sensation du corps immobile, en équilibre. En sophrologie, on la travaille quand on est en équilibre statique (ex : assis relâché, immobile, mais conscient).

4 – La kinesthésie : perception du corps en mouvement. En sophrologie, on la travaille quand on est en mouvement (ex : la respiration).

5 – La sensation : c'est la nourriture de base de la conscience. Dès les premières pratiques, on travaille cette capacité d'accueillir ses sensations, notamment sous l'angle de la récupération et d'affinement des cinq sens.
Certaines écoles de psycho prétendent que la sensation pure n'existe pas. Si une sensation est perçue, elle n'existe plus, elle devient perception.

6 – La perception : interprétation « colorée » de la sensation. Pour un même stimuli, il y aura autant de perceptions différentes que de personnes. Quand on perçoit, on déforme déjà la sensation (la sensation devient perception). Donc conceptualisation des sensations qui se répètent.
En sophrologie, on essaie de se rapprocher de la sensation pure, de rester vierge, « comme si c'était la première fois ».

7 – Le sentiment : développement des sentiments vitaux d'harmonie, de confiance et d'espoir. C'est une ambiance générale (différente de l'émotion). En sophrologie, à la pause, on augmente les sentiments positifs.

8 – La mémoire : par toutes les expériences que l'on diversifie, on développe sa mémoire à tous les niveaux. Elargissement progressif de la mémoire à partir de la conscience du corps et de la confiance.
Il existe trois facettes du développement de la mémoire : évocation, fixation, association.

9 – L'orientation :
- dans l'espace et dans le temps → ici & maintenant
- de mon corps dans l'espace
- de mon esprit → vers son intention consciente : intentionalité.

10 – La pensée, la réflexion : on pourrait y mettre la 27, la compréhension, la 12, la concentration, la 11, l'attention, la 28, la rationalisation, la futurisation, l'intelligence, etc.

11 – L'attention : orientation et canalisation de la pensée vers un objet. En sophrologie, on tourne d'abord cette pensée, cette attention vers le monde intérieur, c'est une réflexion au sens de regard sur soi.
Quand l'attention se focalise, elle devient concentration.

12 – La concentration : quand la concentration est portée sans effort, elle devient contemplation.

13 – La contemplation (de soi) : concentration sans effort, simplement laisser se dérouler le phénomène.
Quand la capacité de concentration (RDC1) est suffisamment développée, on arrive à la contemplation.

14 – L'association : capacité à unir et intégrer des éléments distincts (idées, pensées, images, souvenirs,…)

15 – Le langage : description phronique vivantielle – Terpnos logos. C'est la voie royale de la présentation de la conscience. Il faut traduire le vécu en essayant de ne pas le trahir.

16 – L'intelligence : relier, faire la lumière sur les relations intérieures *(du latin : inter–lingere)* → lucidité, sans oublier l'intuition (forme d'intelligence) : on laisse surgir la force de l'intuition dans la réduction phénoménologique. C'est la capacité à faire des associations qui viennent d'ailleurs : on ne perçoit pas le cheminement, l'intuition fait qu'on va directement du départ au résultat.

17 – L'apprentissage : capacité d'apprendre. En sophrologie, un apprentissage permet de faciliter tous les autres. La sophrologie est un apprentissage, c'est un apprentissage de soi.

18 – La communication : elle s'installe dès le moment de l'Alliance, avant même la pratique. La communication s'installe surtout au niveau non verbal : échanger, partager, donner, recevoir.

En matière de communication, celle avec son monde intérieur est primordiale, pour une connaissance plus profonde de soi et pour renforcer son équilibre intérieur/extérieur.

19 – La sexualité : il existe des techniques en sophrologie pour débloquer certaines zones. Si on s'aime mieux, on aimera mieux l'autre. On travaille physiologiquement la zone du bas-ventre, ce qui fera que cette zone sera mieux irriguée et fonctionnera mieux. Ce nouveau regard porté sur soi, cette acceptation de soi, permet le mariage entre sa partie féminine et sa partie masculine. L'union des deux polarités génère un acte créateur.

20 – La conservation : protection de l'espèce, de la santé, et conservation d'une essence, quelles que soient les formes sous laquelle elle se présente.

21 – L'imagination : faculté de nous représenter en images mentales, décoller de la réalité dans l'espace et dans le temps (techniques statiques). L'entraînement à expérimenter différents points de vue développe notre imagination, c'est-à-dire notre capacité à imaginer.

22 – L'émotion : les émotions y sont. On les travaille, mais pas en premier. On affine les émotions pour en être témoin sans en être le jouet.
C'est le pendant psychique aux réalités physiques
Le but est d'élargir la palette de nos sentiments, et éviter les émotions parasites (ex : la perte : si je perds quelque chose, je ne suis pas perdu moi).

23 – L'affectivité : surtout au sens de l'amour. Ça commence par s'aimer soi-même, c'est ce qui va permettre l'amour de l'autre en général.
Ne pas tomber dans l'illusion de la fusion

24 – La « supération » : c'est le dépassement de soi (ex : dans les techniques de futurisation), mais aussi la transcendance. Le sophrologue regarde les personnes avec le sentiment de leur

propre transcendance. Il les voit au-delà de ce qu'elles sont, vers quoi elles tendent. Il y a transcendance quand, à partir d'un simple mouvement corporel, il y a une élévation, un changement de plan qui se produit.

25 – La sociabilité : développer la communication avec les autres, pour en voir le positif, et au-delà de se plaire, se respecter. Le respect de soi mène au respect de l'autre. La pratique en sophrologie est egocentrique pour pouvoir s'ouvrir au monde environnant (et non égoïste)

26 – La futurisation positive : projection dans le futur de nos potentiels existentiels positifs pour développer notre capacité à faire des projets. C'est une capacité vitale.

27 – La compréhension, l'entendement : dans le sens, proche de l'empathie. Cela rejoint aussi la notion d'Alliance. Le but est de comprendre le sens de la vie et le sens de MA vie : prendre en même temps que (*cum-prendere*).

28 - La rationalisation : elle renvoie au lobe frontal, partie la plus évoluée de notre cerveau.

29 – La réflexion : dans le sens de regard sur soi : retour sur soi :
spatialement, de moi à moi (pendant la séance)
temporellement, de moi à moi (après la séance)

30 – La volonté : dans le sens de l'intentionalité, c'est-à-dire du but, du désir, du besoin, de la velléité, du volontarisme.... Elle nous pousse dans la vie, c'est une notion de dynamique

31 – La conscience morale : dans le sens d'arbitre des autres capacités, avec des contenus propres à chacun. D'où la dimension du respect d'une « écologie interne ». Juste milieu entre écologie interne et écologie externe, elle se construit à partir de la biologie et d'un corps présent.
« Apprendre à éliminer l'indiscipline existentielle, c'est apprendre à respecter les phénomènes vitaux eux-mêmes ».

32 – La présentation (du phénomène).

33 - la prétérisation : activation et intégration positive des phénomènes passés.

34 – La totalisation : intégration profonde des phénomènes expérimentés.

Table des matières

Psychologie et psychanalyse
aux éditions L'Harmattan

Dernières parutions

PSYCHOÉTHIQUE : DU BIEN-ÊTRE INDIVIDUEL À L'ÉPANOUISSEMENT COLLECTIF
Chavel Cécile - Préface Pascal Perrineau - Postface Jean-Didier Vincent
Qu'est-ce que la Psychoéthique ? L'auteur, à partir de sa double expérience de politologue et de psychanalyste, propose d'appeler ainsi un domaine encore inexploré : celui des conditions de l'équilibre écosystémique permettant l'épanouissement de l'individu ; ces conditions sont affectives, mais aussi sociales et politiques. Ce livre explore transversalement divers domaines où la psychoéthique pourrait être appliquée, de l'éducation à l'immigration en passant par les dépenses de santé ou le management.
(21.50 euros, 214 p.)
ISBN : 978-2-343-08736-8, ISBN EBOOK : 978-2-14-001609-7

INTRODUCTION À LA CLINIQUE DU *BURNOUT* ET DE LA MOTIVATION
Daloz Lionel
Qu'est-ce qu'un *burnout*, au fait ? Il semble opportun de faire le point sur les données étayées, les logiques abandonnées, les débats sur ses déterminants et sur ses voisinages avec le stress ou les troubles anxio-dépressifs. Il semble temps aussi d'analyser comment des sujets en arrivent à de tels états de morosité, de passivité, à l'inverse de leurs idéaux : quels processus accompagnent cette dérive, avec quels risques pour eux-mêmes, les usagers et l'institution ; qu'expriment-ils seulement lorsqu'ils se disent démotivés, et de façon différentielle que rapportent ceux rétablis, ceux qui estiment juste que le travail est dur, et ceux qui songent au suicide ?
(25.00 euros, 254 p.)
ISBN : 978-2-343-08959-1, ISBN EBOOK : 978-2-14-001512-0

COMMENT SORTIR D'UNE PSYCHOSE ET TERMINER SA PSYCHANALYSE
Galli Alessandra
L'auteure revisite ici la psychopathologie usuelle de manière ludique et critique. Elle se base sur l'expérience de plusieurs cures auprès d'analystes de différentes écoles psychanalytiques, qui lui a permis de brasser différents transferts et

contre-transferts. Théoriser, à sa manière, sur sa propre souffrance ainsi que sur les défenses adoptées pour survivre lui a permis de « guérir » et de terminer sa psychanalyse, remplaçant cette dernière par le plaisir d'écrire.
(Coll. Études Psychanalytiques, 16.50 euros, 154 p.)
ISBN : 978-2-343-09741-1, ISBN EBOOK : 978-2-14-001507-6

QUATUOR D'HOMMES DE DÉSIR
Ludwig Wittgenstein, Sigmund Freud, Alain Badiou et Alain de Libéra
Stoïanoff-Nenoff Stoïan
Ce livre comprend quatre mini-monographies qui concernent dans l'ordre : Ludwig Wittgenstein, Sigmund Freud, Alain Badiou et Alain de Libéra. « Quatuor » en raison de la propre implication de l'auteur dans le « quadriparti » des modalités du discours (en tant que marqueurs de subjectivation) et aussi en vertu de la probabilité que ses lecteurs puissent découvrir entre ses quatre souffre-douleur un lien structural de l'ordre d'un groupe de Klein.
(Coll. Études Psychanalytiques, 25.00 euros, 244 p.)
ISBN : 978-2-343-09212-6, ISBN EBOOK : 978-2-14-001433-8

LE PSYCHODRAME PSYCHANALYTIQUE
Une méthode et une praxis aux confins de l'acte analytique
Bruère-Dawson Claude, Roman Marie-Laure
Selon les principes de la cure psychanalytique chaque participant propose une mise en scène, à partir du récit d'un rêve, d'une réminiscence ou d'un fragment de vie. Cette mise en scène est théâtralisée. Il appartient à l'analyste, en tant que garant de la loi et des règles, de ponctuer le discours et de mettre l'accent sur le fil symbolique qui, au travers des signifiants énoncés, a prévalu lors de la séance. Cette méthode thérapeutique est reprise dans ses fondements théoriques et illustrée, dans cet ouvrage, par de nombreuses vignettes cliniques. Participe-t-elle d'une variante de la cure ? C'est cette question qui est posée en filigrane tout au long de cet écrit.
(Coll. Études Psychanalytiques, 15.00 euros, 140 p.)
ISBN : 978-2-343-08526-5, ISBN EBOOK : 978-2-14-000552-7

L'HOMME SANS DÉSIR
Motifs mélancoliques dans l'œuvre d'Édouard Levé
Miller Antoine
Lorsque l'épidémie de suicides s'étend aux artistes, le geste auto-agressif est présenté par Édouard Levé, de manière quasi-prémonitoire, comme indissociable de l'activité artistique, voire directement adressé aux récepteurs de l'œuvre. Le narrateur de *Suicide* fait ainsi référence à la phlébotomie d'un chanteur au beau milieu d'un concert. Cet événement, auquel a assisté l'ami du narrateur, renvoie au passage à l'acte de Daniel Darc, pour qui Édouard Levé dit sa grande admiration dans son *Autoportrait*. Le rocker a poussé l'autodestruction jusqu'à se taillader les veines pour asperger son public, en novembre 1979, lors d'un concert parisien, au Palace, en première partie du groupe Talking Heads.
(Éditions PENTA, Coll. Penta, 29.00 euros, 274 p.)
ISBN : 978-2-917714-13-3, ISBN EBOOK : 978-2-14-001513-7

NOSTALGIE
Entre le désir et le mal-être
Textes réunis par Galyna Dranenko et Françoise Hanus
La nostalgie fait-elle partie des universaux de l'esprit humain ? Ce thème a été développé par vingt-quatre intervenants qui en ont décliné des variations sur tous les tons, dans tous les genres. Des classiques de Chateaubriand, Mauriac à Camus, ont côtoyé des contemporains comme Koltès, Modiano ou Enard, des voisins tels que Joyce, Barry ou Nothomb ont rencontré des écrivains lointains d'Estonie, de Hongrie, du Liban, de Russie, célèbres ou inconnus, parfois émigrés : Kundera, Sandor Marai ou Isabel Allende.
(28.00 euros, 286 p.)
ISBN : 978-2-343-09174-7, ISBN EBOOK : 978-2-14-001402-4

AMOUR ET HAINE
Si la haine tombe à l'eau ? – Essai
Rothe Marie-France
Préface d'Israël-Bernard Feldman (Psychanalyste-Psychologue-Victimologue)
Savons-nous ce qu'est l'amour ? Savons-nous ce qu'est la haine ? La haine se nourrit de la peur des différences vécues comme dangers et non comme richesses. Quand prendrons-nous conscience de l'urgence à vivre notre liberté, indemne de toute aliénation ? Il devient essentiel d'assumer nos responsabilités d'Homme et de Citoyen, de cultiver notre joie de vivre dans cette recherche du sens de notre passage sur terre, pour mieux nous connaître, pour aimer et pour accepter d'être aimé. Telles sont les clés que nous offre Marie-France Rothé (Dr Emmanuelle Cornuault).
(20.00 euros, 196 p.)
ISBN : 978-2-343-09589-9, ISBN EBOOK : 978-2-14-001428-4

CLINIQUE ET MÉDIATION
Regards croisés sur les médiations thérapeutiques
Sous la direction de Florence Klein - Préface de Pierre Delion
La médiation, soutien au travail clinique, s'étend auprès de nombreux professionnels de santé, animés par une même volonté, celle de la rencontre de l'autre. Ces contributions rendent compte du travail de médiation dans un entremêlement des cliniques individuelle, groupale et institutionnelle.
(32.00 euros, 354 p.)
ISBN : 978-2-343-09633-9, ISBN EBOOK : 978-2-14-001488-8

DE L'ACCOMPAGNEMENT À L'ÉMANCIPATION
Des pratiques questionnées à partir de l'expérience du Secours Catholique
Coordonné par Anne-Stéphanie Deschamps et Hugues Pentecouteau
Ce livre se présente comme une discussion autour de pratiques d'accompagnement vécues, expérimentées ou observées. Des bénévoles, des salariés et des cadres du Secours catholique, mais également des chercheurs (en sociologie, en psychologie, en éducation/formation), des formateurs, des praticiens (éducateur, psychologue, consultant), ont été invités à questionner et à penser l'accompagnement, à partir de l'expérience du Secours catholique.
(Coll. Défis formation, 29.00 euros, 278 p.)
ISBN : 978-2-343-09686-5, ISBN EBOOK : 978-2-14-001484-0

LA TERREUR EN HÉRITAGE
L'attaque de panique sur le divan
Hachet Pascal
Les attentats terroristes de Paris et Bruxelles ont placé la panique au premier rang de la scène publique. Certains individus entretiennent un tout autre rapport avec la panique. Ils font des crises d'angoisse paroxystique en l'absence de toute expérience stressante ou catastrophique. De quels rouages inconscients ces foudroyants assauts de subjectivité sont-ils le fruit ? L'expérience du divan peut-elle permettre de déconstruire l'horreur panique ?
(Coll. Psychanalyse et civilisations, 28.00 euros, 288 p.)
ISBN : 978-2-343-09019-1, ISBN EBOOK : 978-2-14-000662-3

PSYCHANALYSE ET ARCHITECTURE
Un regard insolite sur Louis Kahn et Le Corbusier
Boyer Jean-Marie
L'architecture comme praxis d'un sujet/architecte est, en tant que production tangible – réalisation par réalisation –, effet d'une subjectivité Une. Avec la psychanalyse, le lecteur est invité à suivre une enquête portant sur la praxis et l'œuvre de deux architectes majeurs du XXe siècle, Louis Kahn et Le Corbusier. L'éclairage de moments cruciaux, de productions, d'évènements faisant signe avec la métapsychologie mais aussi avec la clinique et la nosologie, le long des trajectoires de Louis Kahn et Le Corbusier, découvre des singularités conjuguant créateurs et créations.
(Coll. Études Psychanalytiques, 32.00 euros, 320 p.)
ISBN : 978-2-343-08251-6, ISBN EBOOK : 978-2-14-000639-5

VIVRE SANS LE CAPITALISME ?
Inconscient et politique
Moreau de Bellaing Louis
Dans cet ouvrage, l'auteur s'efforce de montrer qu'il y a, dans nos sociétés modernes démocratiques, une légitimation et une légitimité sociales et politiques approximatives. Il explique notamment que ces sociétés sont aujourd'hui trouées de degrés d'excès illégitimes, mais qu'elles sont surtout dominées en excès illégitime global par le capitalisme. Les luttes se font, dans les meilleurs des cas, contre les excès illégitimes sociaux et politiques et contre ceux spécifiques au capitalisme.
(Coll. Psychanalyse et civilisations, 29.00 euros, 438 p.)
ISBN : 978-2-343-08414-5, ISBN EBOOK : 978-2-14-000526-8

L'HARMATTAN ITALIA
Via Degli Artisti 15; 10124 Torino
harmattan.italia@gmail.com

L'HARMATTAN HONGRIE
Könyvesbolt ; Kossuth L. u. 14-16
1053 Budapest

L'HARMATTAN KINSHASA
185, avenue Nyangwe
Commune de Lingwala
Kinshasa, R.D. Congo
(00243) 998697603 ou (00243) 999229662

L'HARMATTAN CONGO
67, av. E. P. Lumumba
Bât. – Congo Pharmacie (Bib. Nat.)
BP2874 Brazzaville
harmattan.congo@yahoo.fr

L'HARMATTAN GUINÉE
Almamya Rue KA 028, en face
du restaurant Le Cèdre
OKB agency BP 3470 Conakry
(00224) 657 20 85 08 / 664 28 91 96
harmattanguinee@yahoo.fr

L'HARMATTAN MALI
Rue 73, Porte 536, Niamakoro,
Cité Unicef, Bamako
Tél. 00 (223) 20205724 / +(223) 76378082
poudiougopaul@yahoo.fr
pp.harmattan@gmail.com

L'HARMATTAN CAMEROUN
TSINGA/FECAFOOT
BP 11486 Yaoundé
699198028/675441949
harmattancam@yahoo.com

L'HARMATTAN CÔTE D'IVOIRE
Résidence Karl / cité des arts
Abidjan-Cocody 03 BP 1588 Abidjan 03
(00225) 05 77 87 31
etien_nda@yahoo.fr

L'HARMATTAN BURKINA
Penou Achille Some
Ouagadougou
(+226) 70 26 88 27

L'HARMATTAN SÉNÉGAL
10 VDN en face Mermoz, après le pont de Fann
BP 45034 Dakar Fann
33 825 98 58 / 33 860 9858
senharmattan@gmail.com / senlibraire@gmail.com
www.harmattansenegal.com

Achevé d'imprimer par Corlet Numérique - 14110 Condé-sur-Noireau
N° d'Imprimeur : 135201 - Dépôt légal : janvier 2017 - *Imprimé en France*

www.ingramcontent.com/pod-product-compliance
Lightning Source LLC
LaVergne TN
LVHW011012061026
849535LV00006B/1836